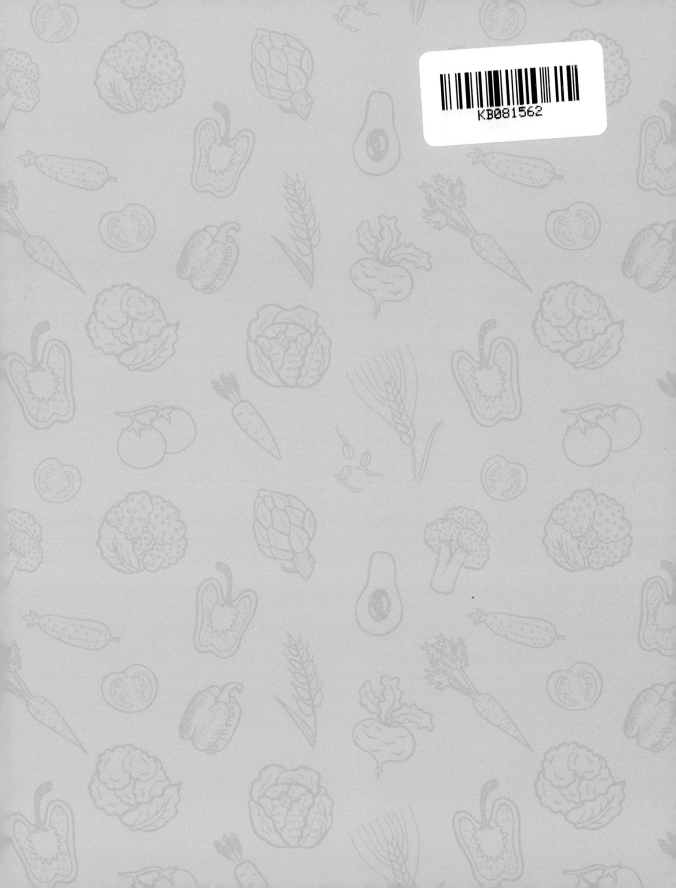

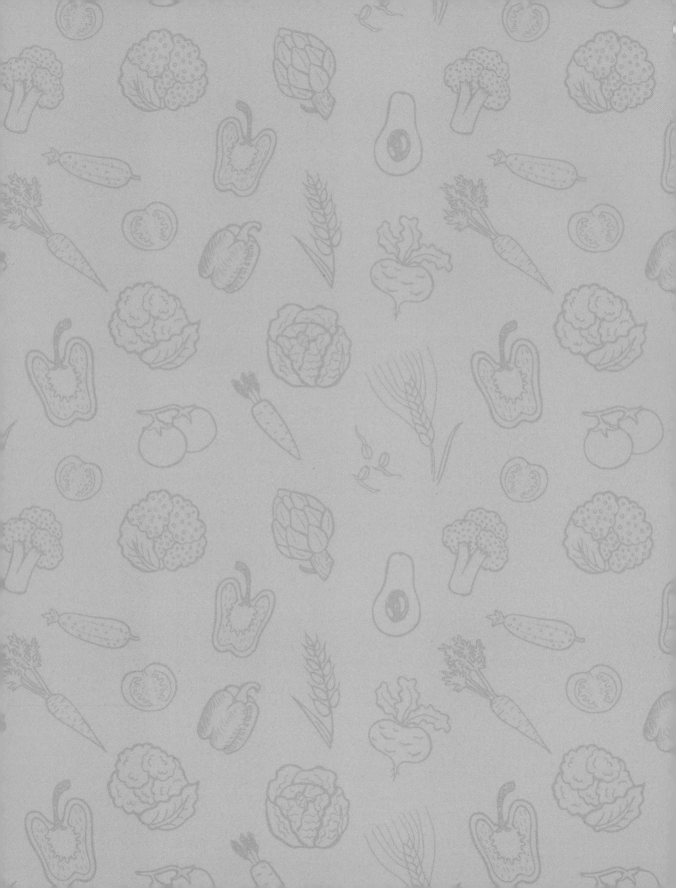

가슴을 지키는
식단의 정석

좋은문화병원 유방암센터

유방외과 유동원

유동원 진료과장은 유방 질환에 대한 연구와 환자 입장에서의 의술을 통해 유방암 수술 1,000례 이상을 시행한 자타공인 '유방암 치료의 네비게이터'라 할 수 있다. 외과전문의이며 외과학 의학박사로 고신대학교 의과대학 부교수를 역임한 유동원 과장은 일본 치바현 카마다병원에서 내시경하 유방절제술을 연수하였으며, 유방암의 예방과 치료에 관한 한 어느 누구보다 환자를 생각하는 믿음직한 길잡이로서 암 치료 최전선에서 언제나 최선을 다하고 있다. 그의 진심에 공감하는 많은 환자들이 환우회를 결성하여 수년째 정기적인 좌담회와 산행을 지속하고 있다.

유방외과 배성우

배성우 진료부장을 표현하는 가장 적합한 단어는 '스나이퍼'일 것이다. 다소 자극적인 단어로 그를 표현하는 이유는 언제나 철두철미한 검사와 정밀한 진단을 통해 유방 질환을 정확하게 수술해내기 때문이다. 부산대학교 의대를 졸업하였고, 외과전문의이며 의학박사이기도 한 그는 부산대병원과 동아대병원 외과에서 외래교수를 역임하고 있으며 맘모톰 9,000례 이상의 위업을 달성한 바 있으니 유방 질환이 가장 두려워하는 저격수가 아닐까. 정확한 진료와 치료 능력이 보여주듯 배성우 부장은 취미조차 미세한 감각과 관찰력을 요구하는 아마추어 포토그래퍼이다.

유방외과 윤원화

윤원화 진료과장은 여성의 세심함과 자상함으로 무장한 외과전문의이다. 남성 의사가 많은 외과파트에서 당당히 자신만의 색을 가지고 유방 질환과 여성외과 분야에 앞장서고 있다. 그녀는 환자의 눈높이에 맞는 자상한 진료로 남녀노소 누구나에게 사랑받는 좋은문화병원의 '국민의사'이다. 인제대학교 백병원에서 석사를 취득한 재원이자 뛰어난 기술을 가진 베테랑 외과 의사이다.

유방암, 제대로 알고 제대로 먹자

가슴을 지키는
식단의 정석

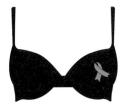

좋은문화병원 유방암센터&영양팀
한식연구가 차민욱 지음

Booksgo

유방암 치료와 예방의
믿음직스러운 안내서가 되기를 기대하며

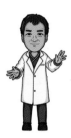

유방암에 대해 한 걸음 더 깊이 알아보고자 이 책을 집어든 여러분을 모두 환영합니다. 유방암을 예방하거나 이겨내고자 하는 독자분들에게 좋은문화병원의 안내서가 유용한 도움이 되기를 바라며 이 책을 시작하게 되었습니다. 먼저 책으로 담기까지 도움을 주신 좋은문화병원 구정회 이사장님, 문화숙 병원장님, 구자성 부원장님께 진심으로 감사를 전합니다.

현대 사회에서는 유방암 발병률이 높아지며 그에 대한 관심과 경각심도 높아지고 있습니다. 그 가운데서 우리 병원이 환자분들에게 중점적으로 전해드리고자 하는 요소를 간단히 소개하자면 아래와 같습니다.

첫 번째, 유방암의 분류를 자세히 하여 환자의 맞춤 치료 개념을 구체화시키고자 합니다. 혈액형에 종류가 있는 것처럼 유방암에도 A형, B형, H형, 그리고 T형이라는 구분이 있습니다. 유방암의 원인을 구체화하고 환자들 스스로 나의 유방암 유형을 알아두면, 치료 방향뿐 아니라 일상생활에서도 나에게 맞는 해결책을 효과적으로 찾을 수 있으리라 생각합니다.

두 번째, 면역 치료의 개념을 구체화시켜야 할 때입니다. 2018년 노벨 생리의학상은 면역억제기전에 수여되었습니다. 어떤 병에 걸리면 주변에서 '이걸 먹어야 한다', '저건 먹으면 안 된다' 등 명확한 근거를 알 수 없는 조언을 건네는 경우가 많습니다. 그런데 이런 이야기는 알고 보면 대부분 면역과 관련되어 있습니다. 면역에 대해 바르게 파악하고 중심을 잡아 나에게 필요한 것을 취사 선택하는 데에도 도움이 되기를 바랍니다.

세 번째, 유방암의 치료 흐름을 공유하는 것입니다. 유방암의 치료에는 수술 전 항암 치료, 수술적 치료, 보조적 항암 화학 요법, 보조적 항암 호르몬 치료, 보조적 표적 치료, 보조적 방사선 치료 그리고 표적 치료가 있습니다. 이러한 치료 개념을 확실히 세우는 것은 우리가 유방암을 이겨내는 명료한 길잡이가 되어줄 것입니다.

이 책에서는 이와 더불어 유방암의 유형에 따라 유익한 음식은 어떤 것이 있는지도 함께 소개하고 있습니다. 물론 음식은 복합적인 영양소를 포함하고 있고 우리 몸의 다양한 요소를 고려해야 하기에 어떤 '정답'을 제시할 수는 없습니다. 하지만 음식이 논외로 둘 수 없는 중요한 것임은 분명하기에 가능한 한 논리적이고 적합한 설명을 드리고자 했습니다.

좋은문화병원에서 알려드리는 유방암 치료 이야기에 관심을 가져주시는 모든 분들에게 이 책이 또렷하고 믿음직스러운 안내서가 되리라 기대합니다. 이 책을 펴내기까지 도움을 주신 모든 분들에게 다시 한 번 감사드립니다.

좋은문화병원 유방암센터 유동원

치유와 힘이 되는 음식으로
도움이 되기를 바라며

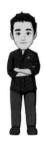

유방암에 대한 이 책을 집어 들었다면, 아마도 예방을 위해서라기보다는 치료를 위해서 집어 들었을 거라 미루어 짐작합니다. 혹시라도 그런 상황에 직면해 있다면, 감히 다 이해하지 못할 위로와 격려를 보내며 이 책을 권합니다.

저 또한 통원 치료를 다니시는 아버지를 모시고 있기에, 말하지 못하는 많은 부분의 힘듦을 알고 있습니다. 그래서 천직이라 여기는 요리사로서 여러분에게 조금이나마 도움이 되고자 한 자 한 자 적어 나갑니다.

사람이 살며 가장 기본적인 욕구 중에 하나가 '식(食)' 생활입니다. 한국 음식의 근간은 '의식동원(醫食同源)'이자 '약식동원(藥食同源)'입니다. 즉 먹는 것이 곧 약이라 약과 음식은 근원이 같다고 하였습니다. 그런 의미에서 모든 음식은 약으로 볼 수 있지만, 항암을 위해서는 음식의 효능에 따라 가려야 할 것과 지킬 것이 있고 때로는 더 권해야 할 것들이 있습니다. 그동안 식재료와 음식에 대한 많은 공부와 성찰을 통해서 여러분에게 가장 좋은, 또는 암을 이겨내는 데 도움이 되고, 먹는 행위 자체를 즐기며 맛있는 음식으로 예방과 관리를 지속할 수 있는 레시피를 만들고자 하였습니다.

단지 맛있고 멋있는 음식이 아닌, 치유가 되고 힘이 될 수 있는 레시피를 만들며 솔직히 많이 힘들었습니다. 책임감과 중압감, 파급력에 대한 두려움이 있었습니다. 하지만 요리사로서 사람에게 이로운 음식을 만드는 것이 제 신념이기에 이 책과 이 글을 읽고 계신 여러분에게 꼭 도움을 드리고 싶다는 마음으로 알찬 구성을 하고자 노력하였습니다. 저와 좋은문화병원을 믿고 선택한 이 책을 통해 예방과 치유를 경험하고 생활 속에 이 책이 깃들기를 희망합니다.

어떤 미사여구도 도움이 될 수는 없겠지만, 이 책의 한 글자 한 글자가 여러분의 건강한 생활에 빛이 되고 힘이 되기를 소망합니다.

한식연구가 차민욱

CONTENTS ✚

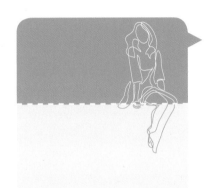

1

우리는
유방암을
모르고 있다

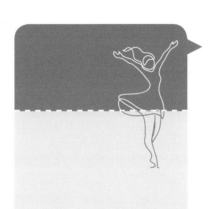

2

**유방암,
제대로 알고
완벽히 고친다**

3

유방암, 미리미리 음식으로 다스린다

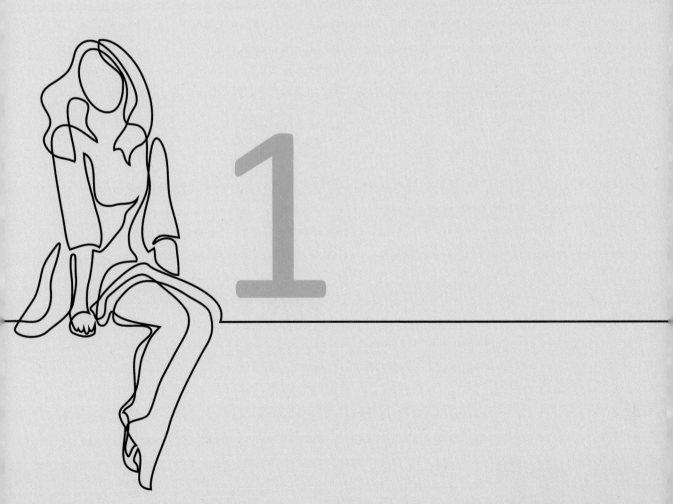

1

우리는
유방암을
모르고 있다

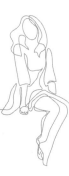

유방암, 어떤 병인가

'혹시 나도 유방암은 아닐까?' 여성이라면 가슴에 불편함이 느껴질 때 한 번쯤은 막연하게 이런 불안감을 느껴보셨을 겁니다. 암 중에서도 흔하게 듣고 접하다 보니 유방암이라는 단어 자체는 그리 낯설지 않습니다. 하지만 막상 유방암의 실제 증상이나 치료법 등에 대해서는 잘 모르거나 잘못 알고 계신 경우가 많지요. 실제로 유방암은 여성의 삶이나 생명에까지 영향을 미치는 위험한 질병 중 하나지만, 그 실체를 알고 정확한 치료 경로를 따라가기만 한다면 얼마든지 이겨낼 수 있습니다. 그렇다면 유방암은 정말 어떤 병일까요? 우리는 유방암에 대하여 무엇을 모르고 있는 걸까요? 지금부터 유방암이 어떤 병인지 자세히 알아보도록 하겠습니다.

유방암의 생김새와 구조

유방암은 간단히 말해 유방에 생긴 악성 종양을 말한다. 유방을 구성하고 있는 세포 중 어떤 것이든 유전적 변이가 일어나 암이 발생할 수 있지만, 그중에서도 우리가 보통 유방암이라 지칭하는 것은 대개 유관조직에서 발생한다. 사실상 유방암보다 유관암이라는 표현이 더 적절한 셈이다. 먼저 유방의 구조를 살펴보자. 유방은 지방과 유방실질, 유관조직의 세 부분으로 구성되어 있다.

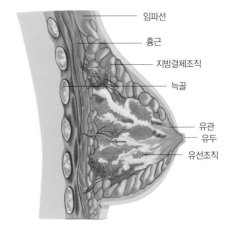

유방의 구조

✚ 지방

부드러운 느낌을 주며 피부 아래에서 유방 조직을 보호하는 역할을 맡는다. 이 지방 조직에서는 지방종 외의 질환이 생기는 경우는 거의 없다.

✚ 유방실질

탄력적인 느낌을 주면서 흔히 멍울이라 표현하는 부분이다. 유방실질은 주로 유즙을 만드는 유엽과 주위 지지조직들로 구성된다. 유방실질에서는 섬유종, 낭종이 주로 생긴다. 유방실질에 생긴 악성 종양으로는 악성엽상종이 있는데, 갑자기 커지는 혹으로도 알려져 있다.

✚ 유관조직

　주로 만들어진 유즙을 유두 쪽으로 옮기는 역할을 한다. 유관조직들은 한 층 내지 두 층의 속이 비어 있는 원통형이다. 이런 유관조직이 국소적으로 증식을 시작하면 유관증식증이 진행되고, 비어 있어야 할 유관구조가 채워지게 된다. 이렇게 증식이 이어지면 유관은 막히게 되고, 막힌 유관조직에서 이상한 세포가 나타난다. 이 세포가 만약 악성 변화를 일으키게 되면 그것을 유방암이라고 진단하는 것이다.

　이렇게 유방의 구조를 구체적으로 나누어 살펴보면, '유방암은 유관조직의 증식에 따른 악성 변화다'라고 이해하는 것이 더 구체적인 표현이다.

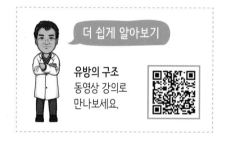

더 쉽게 알아보기

유방의 구조
동영상 강의로
만나보세요.

유방암의 발생률

유방암은 전 세계적으로 여성들이 가장 많이 걸리는 암이자, 우리나라 여성에게는 갑상선암에 이어 두 번째로 많이 발생하는 암이다. 우리나라 유방암 환자는 지난 10여 년 동안 무려 두 배 가량 증가한 추세로, 지난 2015년에는 10만 명 중에 88.1명이 유방암에 걸렸다는 통계가 있다. 실제 환자 수는 2000년에 6,237명이었으나 꾸준히 증가하여 2015년에 2만 명을 넘어섰다. 연령대는 15세~ 92세까지로 다양하고, 평균 연령은 주로 40대~50대였다. 하지만 최근에는 생활 습관이나 식습관 등의 변화에 따라 30대 젊은 여성들에게도 그 발생률이 높아지고 있다.

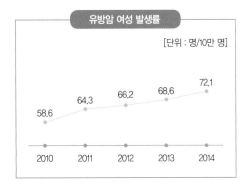

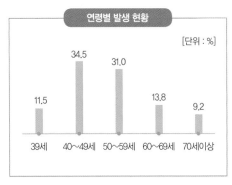

2014 통계청

연령별 유방암 발생률

유방암의 병기와 완치율

유방암은 전 세계적으로 그 발생률이 빠르게 늘어나고 있고 한국에서도 상당히 흔한 편이지만, 다행히도 유방암의 5년 생존율은 80% 이상으로 꽤 높은 편이다. 유방암의 완치 가능성은 병의 진행 정도와 밀접한 관계가 있다.

유방암의 병기는 0기부터 4기로 구분하는데, 숫자가 클수록 진행이 많이 되었음을 뜻한다. 병기를 구분하는 세 가지 요소는 바로 '종양의 크기와 특성(T)', '림프절의 전이 여부(N)', '다른 부위로의 전이 여부(M)'다. 이를 각각 T, N, M으로 표기하며 각 조합에 따라 병기를 판단하게 된다.

병기			T	N	M
0기			Tis	N0	M0
1기	I A		T1	N0	M0
	I B		T0	N1mi	M0
			T1	N1mi	M0
2기	II A		T0	N1	M0
			T1	N1	M0
			T2	N0	M0
	II B		T2	N1	M0
			T3	N0	M0
3기	III A		T0	N2	M0
			T1	N2	M0
			T2	N2	M0
			T3	N1	M0
			T3	N2	M0
	III B		T4	N0	M0
			T4	N1	M0
			T4	N2	M0
	III C		Any T	N3	M0
4기			Any T	Any N	M1

한국유방암학회 출처

❶ 종양의 크기와 특성에 따른 T 병기
- T0 종양의 증거가 없음
- Tis 관상피내암 또는 소엽상피내암
- T1 종양의 최대 직경이 2cm 이하인 경우
- T2 종양의 최대 직경이 2cm 초과, 5cm 이하인 경우
- T3 종양의 최대 직경이 5cm 초과하는 경우
- T4 종양이 흉벽이나 피부를 침범한 경우

❷ 액와(겨드랑이) 림프절 전이 정도에 따른 N 병기
- N0 림프절 전이가 없음
- N1mi 림프절의 미세전이
- N1 전이된 림프절 개수가 1~3개인 경우
- N2 전이된 림프절 개수가 4~9개인 경우
- N3 전이된 림프절 개수가 10개 이상인 경우

❸ 원격 전이 여부에 따른 M 병기
- M0 원격전이가 없는 경우
- M1 유방과 인접장기 외에 원격전이가 있는 경우

TNM 기준에 따른 유방암의 병기

건강 검진을 통해 유방암을 0기나 1기에 발견했을 때 완치율은 90%가 넘는다. 특히 0기는 유방암이긴 하지만 기저막이라는 경계선을 넘지 않은 상태이므로 수술만으로 암의 대부분을 제거할 수 있다. 더불어 보조적 방사선 치료의

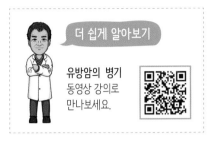

더 쉽게 알아보기

유방암의 병기
동영상 강의로
만나보세요.

발달로 재발을 미리 방지하고 항암 호르몬 치료로 원인 질환에 대한 해결을 도모하므로 완치율이 상당히 높다. 1기 유방암의 경우에도 기저막을 넘기는 했지만 대부분 겨드랑이 림프절의 전이가 되지 않은 상태이기 때문에 수술로 암을 절제한 후 필요 시 보조적 치료를 동반하게 된다.

이러한 유방암 완치율은 2기에 발견했을 때에는 80%, 3기는 70%, 4기는 40% 이하까지 떨어지게 된다. 보통 스스로 문제를 감지하고 병원에서 진단을 받는 것은 2기 무렵일 경우가 많다. 증상을 감지하기 전이라도 정기적으로 검진을 받아 조기에 발견할 수 있도록 하는 것이 중요하다. 최근에는 유방 검진이 점차 활성화되어 초기 발견율도 높아지고 있다. 유방암을 0기 혹은 1기에 발견하는 환자의 비율은 점점 증가하여 2016년에는 59.6%에 이르기도 했다.

TIP 유방암 완치율이 높은 이유

❶ 바깥으로 노출된 신체 부위로 조기 발견에 유리하다.
❷ 원인이 비교적 많이 알려지면서 원인에 따른 맞춤 치료가 가능한 부분이 많다.
❸ 수술, 항암 치료, 방사선 치료, 항암 호르몬 치료, 표적 치료 등 다양한 치료법이 개발되어 있다.

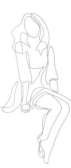

유방암, 왜 생기는 걸까

왜 유방암이 발생하는 것인지, 왜 유방 조직이 악성 종양으로 변이되는지에 대해서는 대부분의 암이 그렇듯 100% 명확하게 알려져 있지 않습니다. 약 1% 정도의 남성에게도 유방암이 발생하긴 하지만, 기본적으로 유방암의 선천적인 위험 요인은 '여성'이라는 것입니다. 또한 유전적으로 가지고 태어났거나 후천적으로 영향을 받게 되는 여러 가지 위험 요인들도 있습니다. 유방암에 영향을 미치는 요인에 대하여 구체적으로 살펴보겠습니다.

유방암의 원인

✚ 여성호르몬 수용체의 과증식

우리 몸에서 분비되는 여성호르몬은 여성호르몬 수용체와 결합하여 필요한 정보를 유전자에 전달하고, 전달된 신호에 맞는 단백질을 만들어 공급한다. 그런데 이 여성호르몬의 균형이 무너지면 호르몬 수용체의 이상을 야기하여 악성 변화를 유도할 수 있다. 바쁜 현대인들의 잦은 야근이나 인스턴트 식품으로 구성된 고칼로리 식단 등이 여성호르몬 불균형의 원인이 되기도 한다.

✚ 사람표피성장인자 2형의 과증식

사람표피성장인자는 세포막에 위치하는데, 인슐린유사 성장호르몬이나 갑상선 호르몬유사 성장호르몬 등 우리 몸의 정상적 생체기능을 유지하는 호르몬의 신호와 결합하는 수용체가 과증식하게 되면 유방암이 유발된다. 여러 호르몬의 성장호르몬이 증가하는 원인은 알려져 있지 않다. 다만 스트레스와 같은 사회 환경적 요인, 당뇨와 같은 만성 질환들이 관련 있을 것으로 추측한다.

✚ 암 억제 유전자의 고장

일상생활을 하다 보면 수많은 생활 전자파에 몸이 노출되고, 환경오염으로 인한 크고 작은 영향을 받기도 한다. 음식물을 아무리 잘 가려 먹어도 불순물을 섭취하게 되는 일들도 있다. 물론 우리 몸이 건강한 상태일 때는 자정 능력을 발휘해 이겨낼 수 있지만, 암 억제 유전자가 제 역할을 하지 못하게 되면 일상 속에서 겪는 크고 작은 문제가 누적되어 몸에 이상을 일으킬 수 있다. 이것이 바로 유전성 유방암으로 알려진 경우이기도 하다.

✚ 면역 체계의 이상

최근에 밝혀진 사실로 아직은 학계에서 논란이 있을 수 있다는 점을 미리 언급한다. 미국 텍사스 MD 앤드슨 암센터의 제임스 앨리슨 교수와 일본 교토대 의과대학 혼조 다스쿠 교수는 이 부분에 대한 기전을 밝혀 2018년 노벨생리의학상을 수상했다. 우리 몸은 면역 체계를 구축하고 있다. 외부로부터 이물질이 들어오면 내 몸을 보호하기 위한 면역이다. 암이 몸에서 자라면 당연히 이물질로 인식해서 공격해야 하는 것인데 면역 체계에 이상이 생기면 그걸 이물질로 인식하지 못한다. 암세포가 면역세포와 결합할 때 면역세포억제기전에 관여하기 때문에 억제된 면역세포가 암세포로부터 우리 몸을 지킬 수 없는 것이다.

✚ 미토콘드리아의 기능 이상

미토콘드리아는 세포의 에너지 공급원이다. 한 분자의 포도당은 38단위의 에너지를 만든다. 그런데 암세포는 이런 정상적인 에너지 생성 경로를 통하지 않고 비효율적인 에너지 생성 경로를 이용해서 4단위의 에너지만을 생성한다. 암세포는 빠른 분열을 해야 하는 상황에서 빨리 에너지를 공급해야 되므로 비효율적 경로를 택한다. 이 때문에 암세포는 살찌고 다른 세포는 에너지가 부족한 현상이 생긴다.

유방암 발생의 위험 요인

유방암 발생의 위험 인자는 크게 조절이 가능한 것과 불가능한 것으로 나누어 생각해 볼 수 있다. 먼저 조절이 가능한 인자로는 결혼 유무, 출산 유무, 수유 유무, 비만, 음주, 흡연, 호르몬 대체 요법의 시행 여부 등이 있다. 조절이 불가능한 인자는 유방암에 대한 가족력, 초경 연령, 폐경 연령, 유방에 이전에 양성 종양으로 수술을 한 과거력 그리고 유방암의 과거력이 있는 경우라고 볼 수 있다. 만일 자신에게 위험 인자가 있는 것을 확인하고 싶다면, 조기 진단과 검사를 받고 지속적으로 정기 건강 검진을 받아보는 것이 좋다.

✚ 조절 가능한 인자

- **음주** 하루 24g의 알코올을 섭취하면 유방암의 위험도가 1.4배 증가한다. 알코올의 섭취는 칼로리 증가로도 이어지는데, 비만 역시 유방암의 위험 요인 중 하나다.

- **흡연** 흡연자가 비흡연자에 비해서 2~6% 유방암의 위험도가 높게 나타났다. 간접 흡연의 경우에도 유방암 발생 위험성이 1.4배 가량 높다.

- **활동량** 1주일에 평균 4시간 이상 운동한 여성은 그렇지 않은 여성보다 유방암 발생 위험성이 60% 정도 낮다.

- **비만** 체지방 질량계수의 경우 기준은 없지만 25 이상이 되면 유방암의 위험성이 2배 정도 높다고 알려져 있다. 특히 청소년기의 비만은 성인이 된 후에도 영향을 미치는 것으로 되어 있기 때문에 청소년기의 체중 조절도 중요하다.

- **충분한 수면과 생활 습관** 사회적으로 스트레스가 쌓이고 수면이 부족하며 야간 활동이 증가하는 흐름 속에서, 멜라민 호르몬이 부족해지고 몸의 바이오리듬이 쉽게 무너질 수 있다. 가능한 한 규칙적인 생활을 하고 밤에 충분한 수면을 취한 뒤 일찍 일어나는 생활 습관을 갖는 게 중요하다.

- **출산과 수유** 출산 경험이 없거나 30세 이후에 첫 출산을 한 경우 유방암의 위험성이 더 높다고 본다. 출산과 수유를 경험하게 되면 유방은 나이와 상관없이 발육 단계 중 4단계에 이르게 되고, 이 단계에서는 주위 환경에 비교적 덜 민감해 유방암을 이겨내는 힘이 더 강해지기 때문이다.

✛ 조절이 불가능한 인자

- **이른 초경이나 느린 폐경** 12세 이전의 빠른 초경 혹은 55세 이후의 폐경을 겪는 경우 유관이 여성호르몬에 노출되는 시간이 증가한다. 그래서 평균적으로 2년당 10% 정도씩 유방암의 위험성이 높다고 본다.

- **가족력** 유방암의 가족력은 1촌을 중심으로 생각해야 한다. 즉, 어머니와 자매 중 한 사람이라도 유방암이 있는 경우 유방암의 가능성이 1.8배 정도 높아지고 둘 다 유방암이라면 2.9배 이상 높아진다. 실제로 전체 유방암의 10% 정도가 유전성 유방암이고, 그중 1~2명 정도는 브라카라고 불리는 암 억제 유전자의 돌연변이를 물려받아 발생했다고 추정한다. 다만 비교적 드문 질환이니 미리 걱정할 필요는 없다.

- **양성 종양 수술이나 유방암 과거력** 과거 한쪽 유방에 유방암이 있었거나 수술을 받았던 경우 재발할 가능성이 높다. 특히 우측 유방암을 앓고 있다면 좌측에도 유방암이 발생할 가능성이 정상인에 비해 8배 이상이나 된다.

TIP 폐경과 과체중

일반적으로 여성의 기대 수명은 84.6세로 평균 폐경 연령은 49.7세에 해당한다. 폐경 전에는 난소에서 대부분의 여성호르몬 에스트로겐이 생성되는데, 폐경 후에는 지방세포에서 에스트로겐이 생성된다. 그런데 에스트로겐이 너무 많으면 이것이 암세포의 연료가 될 수 있기 때문에, 폐경 후 과체중이나 과도한 음주 등은 피하는 것이 무척 중요하다. 폐경 후 체중이 5% 줄어든 여성은 체중이 안정된 여성에 비해 유방암 발생률이 12%나 낮게 나타났다는 연구 결과도 있다.

젊은 여성도 안심할 수 없는 이유

예전보다 젊은 여성들의 유방암 발생률이 점차 높아지고 있다. 이는 어머니 세대와는 달라진 생활 방식이나 문화 차이가 원인이라고 볼 수 있다. 초경 연령이 빨라지고 출산 연령이 늦어지면서 에스트로겐이 왕성하게 분비되어 유방을 자극하는 기간이 그만큼 길어졌다는 뜻이다. 또한 사회 활동이 늘어나면서 야근이 늘고 피로감과 스트레스가 쌓이는 것, 불규칙한 식습관, 수면 부족 등도 원인의 하나다. 이로 인해 면역력 저하, 호르몬 불균형이 나타나고 인스턴트 식품이나 전자파, 과도한 환경 호르몬 노출 등으로 인해 여성 호르몬 관련 질환도 늘어나고 있는 것이다.

또 하나의 요인이 있다면, 동양 여성들의 유방은 유선조직이 촘촘한 형태의 치밀유방인 경우가 많다. 그런데 이 치밀유방은 유방암 발병률이 4배 정도 높다. 이러한 유전적 요인도 젊은 여성들의 유방암 발병률이 높아지는 이유라 할 수 있다.

TIP 치밀유방과 유방암 발병률의 상관관계

유방은 지방조직, 유관조직, 유방실질조직으로 구성되어 있는데 유관조직과 유방실질조직이 전체 유방의 75% 이상인 경우를 치밀유방이라고 한다. 이중 지방조직에는 지방종 외에는 거의 문제가 생기지 않는다. 유방실질조직에 섬유종, 낭종 등이 주로 발생하고 암은 유관조직에서 주로 발견된다. 즉 치밀유방의 경우 유관조직과 유방실질조직의 비율이 높아 병의 발생이 일어날 수 있는 부위가 많다는 뜻이기 때문에, 그만큼 발병 가능성이 높아질 수 있다고 보는 것이다. 한편 치밀유방의 경우에는 맘모그램으로 검사해도 안쪽이 거의 흰색으로 보이기 때문에 이상 소견이 있는지 감별하기 어려워 보통 초음파 검사를 권유받게 된다.

유선의 밀도에 따른 분류

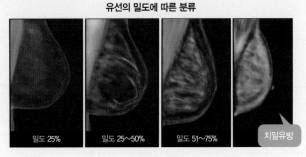

밀도 25%　　밀도 25~50%　　밀도 51~75%　　치밀유방

치밀유방 – 실질조직의 밀도가 75% 이상

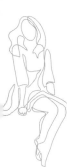

유방암, 어떻게 진단할까

유방암뿐 아니라 대개의 암이 소리 없이 다가왔다가 너무나 많은 것들을 앗아갑니다. 누구에게나 예기치 못한 순간에 불쑥 찾아올 수 있는 암을 대비하는 가장 좋은 방법은 몸의 이상 신호를 최대한 빨리 발견하는 것입니다. '나는 안 걸리겠지' 혹은 '나는 봐도 잘 몰라' 하고 무심코 넘어가지 마시고, 한 달에 한 번쯤은 거울을 보고 유방암 자가진단을 해보면 어떨까요?

실제로 친구들과 다 같이 찜질방에 갔다가 유방에 멍울이 잡히고 움푹 파이는 등 육안으로 봐도 문제가 있어 병원에 갔더니, 유방암이 3기까지 진행되었다는 사실을 발견했던 사례도 있습니다. 유방암의 습격은 빨리 눈치채고 대처할수록 이길 수 있는 확률도 확실하게 높아집니다. 암으로부터 내 몸을 지키기 위한 첫 걸음, 자가진단부터 병원에서 받을 수 있는 건강 검진까지 하나씩 살펴보겠습니다.

한 달에 1번, 유방암 자가진단

한국유방암학회에서는 30세 이상의 여성은 매월 자가진단을 해볼 것을 권고하고 있다. 유방암 자가진단법은 자신의 유방을 직접 만져보며 이상이 있는지 살펴보는 방법이다. 양쪽 유방에 대해서 빠짐없이 촉진하여 그동안 발견되지 않았던 이상소견을 발견하는 것이다.

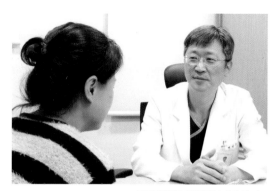

좋은문화병원 유방암센터 상담 및 진료

예를 들면 양쪽 유방의 비대칭성, 유방 피부의 발적 등의 색깔 변화, 유두 상태의 변화, 피부의 함몰, 굴껍질과 같은 피부 변화 등을 관찰해보아야 한다. 특히 종양의 크기가 커지게 되면 시각적으로 유방의 비대칭성을 확인할 수 있다. 약간의 비대칭성은 누구나 있을 수 있지만 최근 들어 없던 비대칭성이 나타나거나 기존의 비대칭성이 더욱 심해지는 경우는 유방 내에 대한 정밀검사가 필요하다.

TIP 유방암 자가진단의 적절한 시기

유방암 자가진단을 하기에 가장 적절한 시기는 매달 월경이 시작하고 10일 이후이며, 폐경 여성은 매달 일정한 날을 정해 정기적으로 자가진단을 하는 것이 좋다. 자가진단은 한 달에 1번, 연중 총 12회 진행하면 좋다.

유방 자가진단

평상시 유방특성을 파악한 후 매일 정기적으로 유방 전체를 꼼꼼히 검진한다.

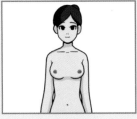

1 거울 앞에 서서 양팔을 모두 편안하게 내린 후 양쪽 유방을 유심히 관찰한다.

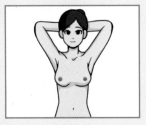

2 양팔을 머리 위로 들어서 쇄골 아래 유방 부위를 자세히 관찰한다.

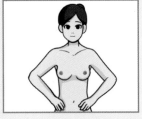

3 양팔을 내린 후 양 허리에 고정시키고 거울을 향해서 가슴을 앞으로 모으는 것처럼 해서 고개를 숙이고 유방을 관찰한다.

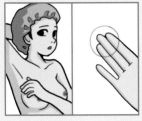

4 왼쪽 팔을 들고 오른손 손가락 끝으로 왼쪽 유방을 힘 있게 누르면서 멍울이 있는지 찾아본다. 이때, 한쪽 손을 번갈아가면 반대쪽 유방을 약간 지그시 누르는 느낌으로, 빠짐없이 손가락 첫 번째 혹은 두 번째 마디로 촉진을 하면 좋다.

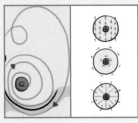

5 평소 느끼지 못했던 종물 느낌 등에 주의를 요한다.

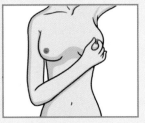

6 부드럽게 유두를 짜서 진물이나 핏빛의 분비물이 있는지 확인한다. 사람의 손이라는 것이 한계가 있어서 2cm 정도 500원짜리 동전 정도는 되어야 만져진다고 하니 여러 번의 반복적인 경험을 통해서 되도록 더 작은 크기에서도 만져질 수 있게 훈련하는 것도 필요하다.

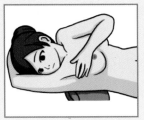

7 4, 5, 6의 방법과 동일하게 누워서도 시행한다. 혹시 없었던 유방 피부의 함몰에 대해서 좀 더 자세히 보고 싶다면, 3의 자세 직후, 책상에 양팔을 짚고 엉덩이 부위를 뒤로 물러서면서 상체를 앞으로 기울어지게 해서 유방의 하부를 중점적으로 관찰한다.

유방암 자가진단 체크리스트

✅ **유방이 불규칙하고 비대칭으로 보이거나 피부가 함몰되어 보이는가?**
유방의 크기와 유두와 유방 피부 변화 등을 관찰한다.

✅ **촉진해 보았을 때 비정상적인 종물이 느껴지는가?**
유방에는 수많은 림프절이 흐르고 있다. 그런데 어떤 이유에서든 림프절이 막히게 되면 림프액이 고이고, 고인 림프액은 염증성 삼출액을 형성하게 된다. 유두의 색깔은 핑크빛을 띄고 있는데 유두 바로 아래에 암이 숨어 있는 경우 유두의 발적을 동반하면서 유두가 녹아내리는 것 같은 모양의 변화가 관찰된다. 이런 경우에 대해서는 암 감별 진단에 특히 유의해야 한다. 이를 확인하기 위해서는 자가진단 시, 서있는 상태에서 양손의 첫 번째 두 번째 손가락 마디 부분을 이용하여서 양쪽 유방의 고르게 촉진한다.

✅ **유방의 피부에 귤껍질처럼 땀구멍이 움푹 들어가는 현상이 보이는가?**
이 경우 빨리 전문의 상담이 필요하다. 림프절의 막힘 증상이 오래될 때 나타나는 현상인데, 이런 증상은 경험이 없는 사람이 인식하기 어렵다는 단점이 있지만 관심을 가지고 주의를 기울인다면 유방암의 조기 발견에 큰 도움이 된다.

✅ **유방 모양이 불규칙하고 주위 구조물에 고정된 느낌인가?**
유방이 잘 움직이지 않고 주위 구조물에 고정이 되어서 움직이면 주위 구조물까지 같이 움직이는 경우, 피부의 함몰이 동반된 경우, 유두의 피부 변화가 동반된 경우, 발적이 있는 경우, 유두에 피를 동반한 분비물이 있는 경우, 이런 경우에는 악성일 가능성이 높으므로 반드시 병원에 내원해야 한다.

병원에서의 검진 방법

유방암에는 백신 접종 같은 확실
한 예방법이 없기 때문에, 현실적
으로 가장 좋은 예방법은 바로 정
기검진이다. 정기검진을 통해 초
기에 유방암을 발견하는 것이 완
치율을 높이는 데에 있어서 아주
중요하다. 그래서 지난 2001년부
터는 매년 10월 한 달 동안 유방암

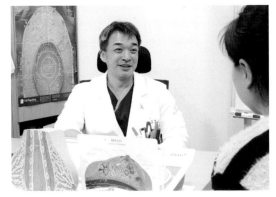

유방암 조기 발견을 위한 정기검진 및 진료

에 대한 인지도를 높여 효과적인 검진을 받도록 하기 위한 핑크리본 캠페인도 벌어지고
있다. 실제로 0기나 1기에 해당하는 조기 유방암 환자의 비율이 1996년에는 23.8%에서
2006년에는 47.1%로 늘었다. 이는 자각 증상으로 병원을 찾은 환자가 늘어났다기보다,
검진을 통한 조기 발견 덕분이라고 볼 수 있다. 그렇다면 병원에서 받는 검진 방법은 어
떤 것이 있는지 알아보자.

TIP 유방암 건강 검진 시기

국가에서 40세 이후에는 2년에 한 번, 50세 이후에는 일 년에 한 번씩 건강 검진을 권고하고 있다. 예방을 위한
검진보다 더 좋은 약은 없기 때문에, 증상이 없더라도 관심을 가지고 주기적으로 건강 검진을 받아봐야 한다.

✚ 이학적 검사

먼저 의사의 촉진이 이루어진다. 유방의 모양이나 피부 변화, 비정상적인 종물이 있는지 등을 확인하는데, 악성을 시사하는 이상 소견이 있으면 본격적으로 맘모그램이나 유방 초음파 검사 등을 실행하게 된다.

✚ 유방 맘모그램

유방암의 조기 발견을 위한 검진으로는 현재까지 유방 맘모그램이 표준 권장사항이다. 맘모그램은 촬영 과정에서 유방을 압박하기 때문에 통증을 느끼는 경우가 많지만, 이를 통해 유방의 대칭성, 종물, 미세석회화를 관찰할 수 있다. 유방 초음파가 더 정밀한 검사가 아닌지 궁금해하시는 분들도 많

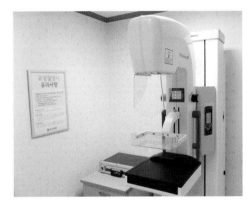

좋은문화병원의 유방 맘모그램

은데, 유방 초음파의 경우 종물의 모양이나 성질에 대해서는 보다 자세히 알 수 있지만 미세석회를 관찰하지 못한다는 단점이 있기 때문에 유방 맘모그램을 대체하기는 어렵다. 또한 유방의 실질조직이 유방 전체의 75% 이상을 차지하는 치밀유방의 경우에는 대부분의 영상이 흰색으로 보여 정확한 관찰을 할 수 없으므로 유방 초음파 등의 추가 검사가 필요하다.

• **유방의 대칭성** 유방의 크기와 모양이 심한 차이를 보인다면 검사를 한다.

- **종물** 좌우 영상을 비교하여서 비대칭적으로 커져있거나 혹의 영상이 확인되는 경우 유방 초음파 검사를 통해서 종물의 성상을 확인하고 필요한 경우 조직검사를 시행한다.

- **미세석회화** 0.5mm보다 작은 크기의 석회를 뜻하는데, 이것이 관찰되었을 경우 10~20% 확률로 암일 가능성이 있기 때문에 반드시 조직검사를 해야 한다.

✚ 유방 초음파 검사

유방 초음파 검사를 통해서는 유방 안에 있는 종물의 모양, 내부 음영, 주위 조직의 변화, 종관 주위의 혈관 분포, 유방 피부의 부종 여부, 유방 피하조직의 부종 여부, 액와부의 림프절 종대 등 다양한 유방 내 증상에 대해 관찰할 수 있다. 특히 종물이 있다고 가정했을 때, 종물의 모양이 난원형이며 내부 음영이 균일하고 종양 주위에 혈관 등이 없다면 양성으로 보고 종물이 불규칙하거나 주위 조직으로 침습하는 모양을 하고 있으며 주위 혈관이 발달해 있으면 악성을 의심하게 된다. 다만 초음파 검사만으로 종양의 악성 여부를 명확히 구분하기 어려운 경우 조직검사가 추가로 필요하다.

최근 들어서는 유방 초음파의 영상 가이드하에 조직검사를 시행하거나 맘모톰 시술을 하는 등의 중재적 역할도 하고 있다. 초음파를 시행하는 시술자의 경험 정도에 따라

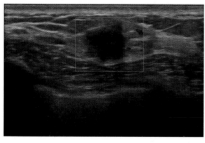

악성

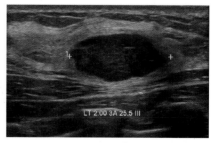

양성

서 결과가 다르게 나올 수 있다는 단점을 잘 보완해 나간다면 활용 범위가 더 넓어질 수도 있으리라 본다.

✚ 조직검사

맘모그램 촬영을 했는데 미세석회가 관찰되었거나 유방 초음파 검사 후 더 자세한 판독이 필요할 때, 혹은 더 정확한 치료 방향을 설정하고자 할 때 조직검사를 시행하게 된다. 조직검사는 맘모그램의 가이드하에 표식을 위한 바늘을 위치시킨 후 그 바늘을 찾으러 들어가는 방법이다. 조직검사의 방법은 크게 세 가지로 나누는데 가장 대표적인 것은 침생검술이고, 그 외에도 바늘위치하 미세석회 생검술, 절제생검술 등이 있다.

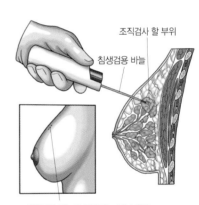

조직검사 할 부위

침생검용 바늘

침생검용 바늘이 들어가는 피부 위치

• **침생검술** 가장 기본적이고 표준적인 방법이다. 14g 정도 크기의 진단용 바늘을 이용하여 조직을 얻어 진단하는 방법으로, 세포의 변화와 함께 조직의 구조적 이상소견을 같이 관찰할 수 있다. 국소마취하에서 비교적 간단히 시술이 가능하지만 부작용으로 혈종이나 염증이 생길 수 있다.

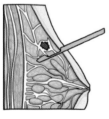

영상유도하에 바늘을
병변에 위치

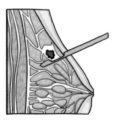

바늘 안으로 조직을
흡입

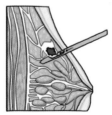

바늘 내부의 회전칼이
작동하여 조직을 절제

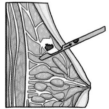

잘라낸 조직을 밖으로
배출

최근에는 더 큰 8g 정도의 바늘을 이용하여 2cm 이하 크기의 유방 종물을 제거하는 효과도 있는 맘모톰 조직생검술을 사용하기도 한다. 초음파를 보면서 종양의 위치를 확인하고 종양의 아래 부위에 맘모톰 바늘을 위치시켜 작동한다. 그러면 맘모톰 바늘의 앞쪽 홈으로 종양이 빨려 들어오게 되고, 빨려 들어온 조직만큼 절제가 이루어지는 것이다. 남은 종양은 추가적인 절제를 시행하게 된다. 처음 개발 당시에는 조직검사 목적으로만 사용했는데 절제 범위가 점점 확대되어져 가면서 2cm 이하의 종양에 대해서는 절제술의 역할까지 하고 있다.

• 바늘위치하 미세석회 생검술 유방 맘모그램에서 관찰되는 0.5mm보다 작은 크기의 석회화를 미세석회화라고 한다. 이런 미세석회화에 대해서 조직검사가 필요할 때 사용하는 진단방법이다. 특수 바늘을 방사선 유도하에 미세석회 부위에 위치시킨 후 맘모톰을 이용하여 표식자 주위의 미세석회를 조직검사에 충분한 양만큼 획득하여서 진단을 내린다.

• 절제생검술 처음부터 종양을 절제하고자 할 때 사용하는 방법이다.

✚ 유방 MRI

MRI는 자기장을 이용해서 유방만을 집중해서 촬영할 수 있는 영상 장비다. 검진 목적이라기보다는 유전성 유방암에 대한 유전자를 가지고 있다고 판정했거나 조직검사로 암을 발견했을 때, 정확한 수술 범위를 설정하고 액와부 림프절의 전이 정도를 판정하기 위해 사용한다. 최근 들어서는 수술하기 전에 항암 화학 요법을 시행하는 경우가 있는데 이런 경우 항암 치료 전과 후 치료 효과 판정을 위한 기준으로 사용하기도 한다. 또한 유방 성형을 목적으로 파라핀 등 보형물을 주입했을 때는 유방 초음파 관찰이 어려운데, 이런 경우에도 MRI를 통해 증상을 감별할 수 있다.

유방암, 그 증상은

유방암은 사실 특별한 증상 없이 검진을 통해 우연히 발견되는 경우가 많습니다. 개중에 이상을 느껴서 유방외과를 찾아오시는 대표적인 증상은 만져지는 종물이나 유방통, 유두 분비물 등인데요. 이러한 증상을 발견하면 아무래도 암에 대한 우려나 두려움이 가장 먼저 느껴지게 됩니다. 하지만 유방에 평소와 다른 이상 증상이 있더라도 알고 보면 몸에 큰 지장이 없는 양성 종양인 경우도 많습니다. 대표적인 유방암 증상의 유형을 알아두되, 의심 가는 이상 증세가 느껴진다면 병원에서 정확한 진단을 받아보고 적절한 치료에 임해주시기 바랍니다.

유방암이 의심되는 증상의 유형

✚ 멍울이 만져지는 경우

유방암의 종물은 일정한 모양을 띄지 않고 불규칙한 특징을 보인다. 또한 주위 조직에 심한 유착이 오기 때문에, 종물을 움직여봤을 때 그것만 움직이는 게 아니라 주위 조직이 전체적으로 같이 움직인다는 느낌이 들게 된다. 약간의 통증을 동반하는 경우도 있다.

TIP 만져지는 종물 중에서 악성을 의심하게 되는 종물의 성질

- 울퉁불퉁한 표면
- 주변 조직에 유착이 되어서 종물을 움직이게 되면 주변 조직이 같이 움직이는 경우
- 불규칙한 모양
- 액와부 림프절이 같이 커져 있는 경우
- 피부의 함몰이 관찰되는 경우
- 유두의 함몰이 동반된 경우
- 귤껍질과 같은 피부의 변화가 동반된 경우
- 유두에 발적이 있는 경우
- 염증성 발적이 있는 경우

✚ 불규칙적인 통증이 느껴지는 경우

일반적으로 유방은 생리 주기에 맞춰 부풀었다 줄었다를 반복하고, 부풀었을 때에는 통증이 느껴지는 경우가 많다. 이런 주기적인 통증은 여성의 정상적인 생리 현상으로 봐야 한다. 하지만 이와 관계없이 지속적인 통증이 느껴지는 경우, 한쪽 유방에만 통증이 심하게 느껴지는 경우, 그리고 만져지는 혹 같은 것이 동반되는 경우라면 원인 규명을 위한 추가적인 검사가 필요하다. 다만 일반적으로 유방암 환자가 유방통을 주요 증상으로 호소하는 경우는 5% 이하이니 너무 걱정하지 말자.

✛ 유두 분비물이 묻어 있는 경우

보통 브래지어를 갈아입을 때, 피가 묻어 있거나 불쾌한 냄새가 나는 등의 유두 분비물 증상을 발견하는 경우가 많다. 유방은 여성호르몬에 의해 주기적으로 변화하기 때문에 생리 기간이 되면 유방에도 약간의 분비물이 나올 수 있다. 대부분의 분비물은 흡수가 되지만 경우에 따라서 유두를 통해서 나오기도 한다. 하지만 이때 혹시 분비물이 유독 한쪽 유방의 유두에서 나오거나 유두의 여러 개구부 중 한두 개의 선택적 개구부에서만 나오거나 혹은 억지로 짜지 않았는데도 나온다면 병원에 문의를 해야 한다.

이럴 경우 꼭 암이 아니더라도 관내유두종이라는 병이 있을 가능성이 높으며 암과의 감별 진단을 통해서 치료 방향을 정하게 된다.

> **TIP** **빠른 검사가 필요한 유두 분비물**
>
> • 한쪽 유방에서만 분비물이 나오는 경우
> • 혈성 분비물이 나오는 경우
> • 짜지 않았는데 저절로 나오는 분비물

유방암 외의 양성 종양

종양은 양성 종양과 악성 종양으로 구분한다. 양성은 암세포가 없는 종양으로, 다른 부위로 전이하지 않고 당장 큰 문제를 일으키지도 않는 경우가 많다. 반면 악성 종양이 발견될 경우는 우리가 잘 알고 있는 암이라고 보면 된다. 유방에 평소와 다른 증상이 나타나거나 멍울이 잡힌다고 해서 꼭 유방암은 아니고, 다른 양성 종양의 가능성도 있다. 다만 양성 유방 질환이 유방암의 발병 가능성을 높일 수 있다는 점은 주의해야 한다.

✛ 지방 괴사

유방이 부딪치거나 외상을 입었을 때 주로 발병하며, 둥글고 불규칙한 통증이 없는 종괴가 나타난다.

✛ 낭

흔히 물혹으로 부르는데, 종말유선관 소엽 단위에서 발생한다. 암으로 변형될 위험성은 거의 없다고 알려져 있다.

✚ 섬유선종

정확한 원인은 밝혀지지 않았지만 젖을 분비하는 유선 말단 부위의 과다한 증식과 이에 따른 유방 조직의 변형 때문에 생긴다고 알려져 있다. 섬유선종은 거대 섬유선종, 연소성 섬유선종 등으로 나뉜다.

✚ 엽상종

마치 낙엽과 비슷한 모양으로 보이는 종양이라고 해서 붙여진 이름이다. 이는 전체 유방암의 1% 미만으로 드물게 발견되는 종양인데, 자라서 암이 될 가능성이 높으므로 발견 즉시 제거해야 한다.

✚ 관내유두종

유관 내에서 유두 모양으로 자라나는 종양으로, 대개 크기는 작지만 유두의 혈성 분비물을 유발한다. 관내유두종이 있을 경우 유방암 발생률이 두 배 정도 높다고 보기 때문에 바로 제거해야 한다.

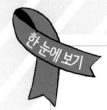
한 눈에 보기

◀ 유방암 바로 알기 ▶

유방암

유방의 구조는 지방과 유방실질, 유관조직으로 이루어져 있다. 유방을 구성하고 있는 세포 중 어떤 것이든 유전적 변이가 일어나 암이 발생할 수 있지만, 그중에서도 우리가 보통 유방암이라 지칭하는 것은 대개 유관조직에서 발생한다. 사실상 유방암보다 유관암이라는 표현이 더 적절한 셈이다.

유방암의 발병률

유방암은 전 세계적으로 여성들이 가장 많이 걸리는 암이자, 우리나라 여성에게는 두 번째로 많이 발생하는 암이다. 유방암 환자는 꾸준히 증가하여 연간 발생자수가 2만 명을 넘어서고 있다. 연령별로 보면 40~49세에서 가장 높은 발생률을 보인다.

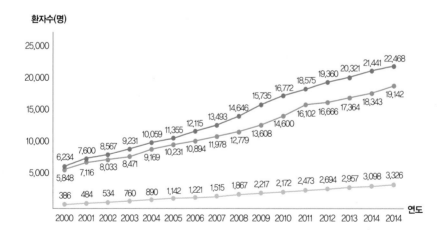

2018 중앙암등록본부

국내 여성 유방암의 연도별 발생 추이

유방암의 병기와 완치율

유방암은 그 진행 정도에 따라서 0기~4기까지로 분류하는데, 검진을 통해 0기나 1기에서 발견되면 치료율이 무려 95%로 매우 높다.

병기	완치율
0기 유방암	98~95%
1기 유방암	95~90%
2기 유방암	80~89%
3기 유방암	60~50%
4기 유방암	30~40%

유방암의 5년 생존율

유방암 외의 양성 종양

질병	내용
지방괴사	둥글고 불규칙한 종괴가 나타난다.
낭	속이 비어 있는 물혹 덩어리를 말한다.
섬유선종	유방 조직 일부가 과도하게 증식된 것이다.
엽상종	딱딱하고 경계가 명확한 혹이 느껴진다.
관내유두종	유관 안에서 자라며 혈성 유두 분비물을 유발한다.

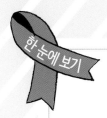

◀ 유방암의 진단과 증상 ▶

유방암의 원인

왜 유방암이 발생하는 것인지, 왜 유방 조직이 악성 종양으로 변이되는지 대개의 암이 그렇듯 100% 명확하게 알려지지는 않았다. 하지만 유방암의 원인 중 약 70% 이상이 여성호르몬 수용체인 에스트로겐과 관련이 있다고 보이고, 그 외에도 사람표피성장인자 2형, 암억제 유전자의 고장, 면역 체계의 이상 등이 원인으로 꼽힌다.

유방암과 위험요인

조절 가능한 위험 인자 ▶ 결혼 유무, 출산 유무, 수유 유무, 비만, 음주, 흡연, 호르몬 대체 요법의 시행 여부 등

조절이 불가능한 인자 ▶ 유방암에 대한 가족력, 초경 연령, 폐경 연령 이전에 유방의 양성 종양으로 수술을 한 과거력 그리고 유방암의 과거력이 있는 경우 등

유방암 자가 검진

언제 ▶ 한 달에 한 번은 정기적으로 자가 검진을 해보는 것이 좋다.

어떻게 ▶ 집에서 자신의 유방을 직접 만져보며 이상이 있는지 살펴본다.

이상 증상은 ▶ 양쪽 유방의 비대칭성, 유방 피부의 발적 등의 색깔 변화, 유두 상태의 변화, 피부의 함몰, 귤껍질과 같은 피부 변화 등의 이상소견이 발견되면 정밀 검사가 필요하다.

병원에서의 검진 방법

이학적 검사 ▶ 악성으로 보이는 이상 소견이 있는지 촉진한다.

유방 맘모그램 ▶ 유방의 대칭성이나 종물, 미세석회화 등을 관찰하는 대표적인 검진 방법이다.

유방 초음파 검사 ▶ 종괴를 검사할 수 있는 정확한 검사 방법으로, 방사선을 사용하지 않아 안전하다.

조직검사 ▶ 맘모그램의 가이드하에 표식으로 바늘을 위치시킨 후 그바늘을 찾으러 들어가는 방법이다.

유방 MRI ▶ MRI는 자기장을 이용해서 유방만을 집중해서 촬영할 수 있는 영상 장비다.

유방암의 대표적인 증상

① 종물이 만져진다.

② 유방의 모양이 울퉁불퉁하다.

③ 유방에서 유두 분비물(진물, 핏빛의 분비물)이 나온다.

④ 지속적으로 유방 통증이 느껴진다.

⑤ 부드럽게 유두를 짜서 진물이나 핏빛의 분비물이 있는지 확인한다.

⑥ 액와부 림프절이 커져 있다.

⑦ 유두와 피부 함몰이 관찰된다.

⑧ 유두와 피부에 염증설 발적이 관찰된다.

⑨ 유방 주변 조직의 유착증상이 나타난다.

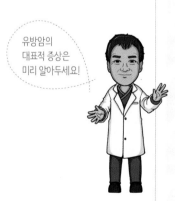

유방암의 대표적 증상은 미리 알아두세요!

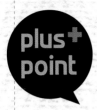

남성도 유방암에 걸리나요

평범한 직장인 남성 A씨는 어느 날 가슴 쪽에서 무언가 만져지는 느낌을 받았다. 대수롭지 않게 생각하고 넘어갔지만 샤워할 때마다 자꾸 신경이 쓰였다. 이 정도로 병원에 가야 하는지 망설이다가 결국 혹시나 하는 마음에 유방외과에 갔더니 한쪽 유방에 만져지던 덩어리가 유방암 초기 증상이었다는 진단을 받았다. 다행히 A씨는 초기 신호를 놓치지 않고 발견하여 늦지 않게 치료할 수 있었다. 하지만 그는 많은 남성들이 유방암의 가능성을 전혀 떠올리지 않기 때문에 한참 전이가 진행된 후에야 병원을 찾아 치료 시기가 늦는 경우가 많다는 의사의 설명을 듣고 가슴을 쓸어내렸다.

Q 01 남성의 경우 유방암에 걸릴 확률이 얼마나 되나요?

한 인기 드라마에서 유방암에 걸린 남성이 "나와 같은 처지에 있는 사람이 한 해 100명 가량"이라고 토로한 적이 있는데요. 실제로 남성 유방암 환자는 상당히 드문 편입니다. 2013년 기준으로 국내 유방암 환자가 새로 1만 7292명이 생겼는데, 그해 남자 환자는 61명에 불과했습니다. 통계적으로 국내 남성 유방암 환자는 전체 유방암 환자의 약 1% 미만으로 보입니다. 하지만 남성에게도 유방 조직이 남아 있기 때문에 유방암에 걸릴 가능성은 분명히 있습니다.

Q 02 남성의 유방암 증상은 간단히 어떤 것들이 있나요?

① 만져지는 종물

② 유방 통증

③ 유두 분비물

④ 무증상

사실 대부분은 무증상이라 초기에 발견하기가 어렵습니다. 우연히 종물이 만져지거나 유방이 돌출되어 병원을 방문하는 경우가 가장 많습니다.

 Q 03 남성의 유방암도 여성과 같은 방법으로 치료하나요?

① 수술적 치료

② 수술 후 보조적 항암 화학 요법

③ 수술 후 보조적 방사선 치료

④ 수술 후 보조적 항암 호르몬 치료

⑤ 수술 후 보조적 표적 치료

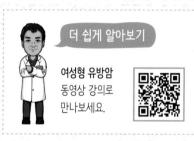

더 쉽게 알아보기

여성형 유방암
동영상 강의로
만나보세요.

치료법은 위와 같이 여성 유방암과 동일하며 수술적 방법에서 유방 전체를 절제하는 전절제술을 주로 사용합니다. 남성의 경우 유방을 남길 필요성이 적기 때문에 전절제술의 비율이 높은 것이며, 자연적으로 보조적 방사선 치료의 비율이 낮지요.

 Q 04 남성 유방암 환자가 알아두어야 할 점이 있을까요?

남성 유방암 환자들은 유방전절제술로 치료하는 비율이 높다 보니 방사선 치료의 필요성이 낮고, 그 덕에 여성에 비해 치료가 간단해질 수 있는 부분이 있습니다. 그 외 보조적 항암 화학 요법이나 보조적 항암 호르몬 치료, 그리고 보조적 항암 표적 치료는 같은 기준으로 적용을 받고 완치율도 여성과 비슷합니다. 그러니 정해진 치료를 적당한 시기에 잘 행하기만 하면 얼마든지 유방암을 이겨나갈 수 있습니다.

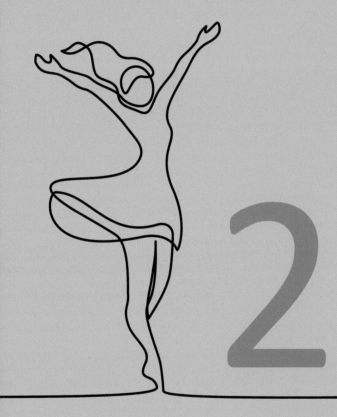

2

유방암, 제대로 알고 완벽히 고친다

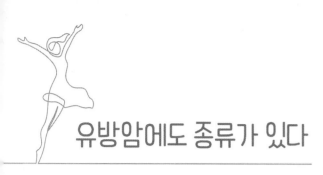

유방암에도 종류가 있다

유방암은 초기에 발견할 경우 완치율이 90%에 이릅니다. 하지만 적을 알고 나를 알아야 백전백승이라는 말이 있지요. 그렇듯 우리도 유방암에 대하여 최대한 많은 의학적 정보를 기반으로 치료를 해나가는 것이 중요합니다. 유방암도 다 같은 것이 아니라, 발생 원인에 따라 유형이 나뉘고 그에 따라 치료법이나 식단, 주의사항도 달라집니다. 내가 있는 현재 위치를 분명히 알고 가고자 하는 목적지도 확실하다면, 정확한 경로를 따라 유방암을 완벽히 파헤쳐 나갈 수 있을 것입니다.

유방암의 다양한 유형

유방암은 막연히 여성호르몬과 관련하여 알고 있는 경우가 많지만, 조금 더 살펴보면 그외에도 문제가 되는 지점을 다양하게 구체화할 수 있다. 유형에 따라 치료 방법이나 권장하는 식이습관 등 접근 방식이 달라지니 내

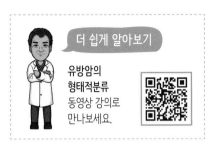

더 쉽게 알아보기

유방암의
형태적분류
동영상 강의로
만나보세요.

가 '어떤' 유방암과 싸워야 하는지 정확히 알아두도록 하자.

그 전에 우리 몸의 정상적인 세포와 암세포의 모양을 비교해 알아둘 필요가 있다. 먼저 보통의 세포 모양을 신선한 달걀에 비유해 보자. 신선한 달걀은 프라이팬에 깨뜨리면 가운데 노른자가 동그랗게 모양을 잡고 흰자도 선명하다. 이 노른자가 바로 핵막이고, 겉을 둘러싸고 있는 흰자가 세포막이다. 그리고 유전자가 핵 안에 내포되어 있다. 그런데 오래되거나 상한 달걀을 깨뜨리면 노른자와 흰자의 테두리가 선명하지 않고 힘없이 흩어져 버린다. 암세포는 바로 이 오래된 달걀과 같은 모습이다. 정상세포에 비해 크기가 4배 이상 커져 있고, 세포막과 핵막도 불규칙한 모습으로 흩어져 있다. 핵 안에 있는 유전자도 분열중인 경우가 많아서 실오라기처럼 보이는 모습을 흔히 관찰할 수 있다.

왜 달걀 모양이 파괴되는 걸까? 쉽게 말하면 흰자와 노른자 부위에 구멍이 많이 뚫리기 때문이다. 구멍이 많이 뚫려

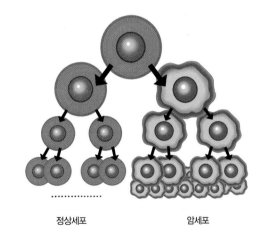

정상세포   암세포

서 테두리가 선명하지 않고 외부의 침입에도 약해지는 것이다. 구체적으로 무엇이 어느 부위를 파괴하는지에 따라 유방암의 유형을 구분할 수 있다.

✚ A형 유방암

흔히 유방암의 발병이 여성호르몬 때문이라고 생각하는 경우가 많은데, 정확히 말하자면 여성호르몬 수용체의 과증식 때문이다. 여성호르몬 수용체는 에스트로겐 그리고 프로게스테론 두 가지가 있는데, 원래 정상적인 기능은 아래와 같다.

> 난소에서 여성호르몬이 분비된다 → 여성호르몬이 핵막에 위치하고 있는 여성호르몬 수용체와 만난다 → 필요한 신호를 유전자에 전달하여 단백질을 합성시킨다

핵막에 위치하는 여성호르몬 수용체는 원래 정상세포에도 존재하는 것인데, 이것이 과증식되면 문제가 된다. 원래는 적절한 정도의 신호를 받아 유전자에 전달해야 시간적인 여유를 가지고 올바른 유전자를 생성하고 올바른 단백질을 합성할 수 있다. 그런데 과증식된 수용체에서 보내는 신호는 유전자에게 무리한 요구를 하게 된다. 그러면 유전자

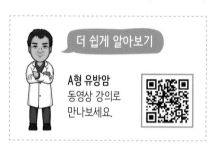

더 쉽게 알아보기

A형 유방암
동영상 강의로
만나보세요.

TIP · 수용체

세포 표면 혹은 세포 내에 존재하는 분자로, 외부 물질과 결합하여 세포 기능에 변화가 생기도록 하는 역할을 한다. 우리 몸을 구성하는 세포들은 항상 이처럼 주변 조직과 신호를 주고받으며 유기적으로 활동하고 있다.

· 타목시펜

타목시펜이라는 약을 복용하면 여성호르몬과 여성호르몬 수용체가 만나는 지점 자체를 차단하는 효과가 있다. 타목시펜은 여성호르몬 수용체와의 친화력이 더 좋기 때문에, 여전히 수용체가 과증식되는 상태라 해도 둘이 만나는 공간을 먼저 잠식해 들어갈 수 있다.

에서도 올바른 기능을 하는 단백질을 만들기보다 그저 빠르게 세포 분열을 조장하게 되고, 결과적으로 비정상적인 속도로 증식하게 되는 것이다.

이렇듯 여성호르몬 수용체의 과증식이 문제가 되는 경우를 A형 유방암이라고 하며, 이는 유방암의 70% 정도로 가장 많은 비율을 차지하고 있다. 최근에는 여성호르몬 수용체 과증식이 유방암의 원인이면서 세포의 성장속도를 나타내는 세포분열지수가 낮은 경우에 국한하여서 A형 유방암이라고 정의하고 있는 추세이다.

✚ H형 유방암

A형 유방암이 핵막의 파괴가 문제가 되는 거라면 H형 유방암은 세포막이 파괴되어 달걀의 흰자 부분이 펑퍼짐해진 것을 말한다. 이는 세포막에 위치한 사람표피성장인자 수용체 2형의 과증식 때문에 일어나는 현상이다. 사람표피성장인자 수용체는 1형~4형까지 네 가지 형태가 있는데, HER2라고 부르는 사람표피성장인자 수용체 2형이 주로 유방암과 관련된다.

사람표피성장인자 수용체는 주로 우리 몸에 인슐린유사 성장호르몬, 갑상선자극 호르몬 등 여러 성장호르몬과 반응한다. 그런데 수용제가 너무 많아지면서 인슐린유사 성장호르몬 등이 과하게 들어가고, 내 몸은 성장호르몬이 모자라는 줄 알고 더 많이 만들어낸다. 그 과정에서 결국 악순환이 일어나는 것이다.

TIP 당뇨와 갑상선

H형 유방암은 인슐린유사 성장호르몬과 갑상선자극 호르몬의 반응과 관련이 있기 때문에 당뇨를 예방하고 갑상선 기능을 정상적으로 유지할 수 있는 음식을 먹는 것이 좋다. 예를 들면 당뇨를 예방하는 귀리나 현미, 갑상선에 좋은 미역 등이 있다.

✚ B형 유방암

B형 유방암은 A형과 H형을 합친 형태, 즉 두 가지 원인이 모두 적용되는 경우다. 세포막의 사람표피성장인자 수용체 2형의 과증식과 핵막의 여성호르몬 수용체 과증식이 동시에 존재하는 것이다. 여기에 추가하여 A형 중 세포분열지수가 높은 형태는 B형으로 재분류되기도 한다.

✚ 삼중음성 유방암(T형 유방암)

삼중음성이라는 말은 여성호르몬 수용체 두 가지(에스트로겐, 프로게스테론)와 인간 표피성장인자수용체 모두가 음성인 경우를 말한다. 즉 유방암의 원인이 여성호르몬 수용체의 과증식도 아니고 사람표피성장인자 수용체 2형의 과증식도 아니므로 A형, H형, B형에 해당하지 않고, 원인을 아직 모르는 유방암의 유형이다.

알려진 치료법이 다른 형태의 유방암에 비해 적어서 어려움이 있을 수 있다. 하지만 최근 삼중음성 유방암도 원인이 밝혀지면서 분류를 하기 시작했다. 학자에 따라 다르게 분류하지만 여기에서는 네 가지로 나누어 살펴보자.

· 기저 1형 삼중음성 유방암

암 억제 유전자에 변이가 있어서 생긴 유방암이다. 영화배우 안젤리나 졸리로 인해서 유명세를 탄 유전자이기도 한데, 흔히들 브라카(BRCA)라고 부른다. 일상생활을 하다보면 의도하지 않아도 유전자에 손상을 받는 경우가 많다. 미세먼지, 전자파 노출, 공해 그리고 농약에 노출된 음식물 등 많은 일들이 유전자에 미세한 손상을 준다. 사실 현대를 살아가는 우리는 늘 암의 위험에 노출되어 있다고 봐도 이상하지 않을 것이다. 하지만 다행히 유전자의 미세한 손상을 수정하고 암을 유발하는 미세한 변이를 억제해주는 유전자가 있다. 브라카가 바로 유방암과 관련된 미세한 변이를 수정하는 유전자이다. 그런데 이 유전자에 선천적으로 이상이 있을 경우 유방암이 발병할 가능성이 70%에 이른다. 더불어 난소암이 생길 위험성도 60% 정도라고 본다. 이렇게 선천적 유전자의 문제로 유방암이 발병하는 경우는 전체의 약 10% 정도이고, 특히 브라카와 관련된 유방암은 약 2~3% 정도다.

· 기저 2형 삼중음성 유방암

기저 2형은 다시 구체적으로 세 가지 원인을 들 수 있다.

첫째, 표피성장인자 수용체가 과증식되거나 신경성장호르몬 수용체 또는 인슐린 성장호르몬 수용체가 과증식된 경우다.

둘째, 포도당 대사에 이상이 있는 경우다. 원래 음식으로 섭취한 탄수화물이 에너지원이 되려면 미토콘드리아에서 대사 과정을 거쳐야 한다. 정상세포라면 1분자의 포도당으로 34APT의 에너지 단위를 생성하여 세포가 필요로 하는 에너지를 공급하는데, 아무래도 시간이 오래 걸린다. 그래서 암세포의 경우에는 글루터라는 것을 통로로 이용해서 더 빠른 과정을 거치는데 대신 1분자의 포도당으로 겨우 4APT만을 생성한다. 마치 사과를 한 입만 먹고 버린 뒤 또 새로운 사과를 먹는 것처럼 비효율적으로 에너지원을 가져다 쓰는 셈이다. 결국 암은 계속해서 많은 에너지를 쓰고 성장하지만 정상세포는 필요한 에너지를 얻지 못하고 굶게 되는 것이다.

마지막으로 셋째, 근상피세포의 이상이다. 암세포 주위를 근상피세포가 둘러싸고 있는 경우인데, 맹모삼천지교를 생각해보면 쉽다. 주변 환경에 영향을 받아 정상적인 세포도 어쩔 수 없이 암세포가 되어버린 것이다.

· 중간엽형 삼중음성 유방암

길을 가다가 넘어져서 무릎이 까졌던 경험이 있을 것이다. 그럴 때 피부 바깥에서 떨어져 나간 부분이 바로 상피세포다. 그리고 그 아래에 빨갛고 맑은 물처럼 보이는 분비물이 나오는 층이 중간엽이다. 상피세포가 없어진 공간에는 새로운 세포가 채워져야 상처가 치유된다. 이때 염증에서 트롬복산이라는 물질이 나오면서 우리 몸에 신호를 보내고, 그러면 중간엽세포가 상피세포가 되는 이행 현상이 일어나게 된다. 이를 중간엽상피세포 이행 현상이라고 한다. 우리 몸에 생기는 결손 부위를 채우고 상처를 치유하기 위해서 반드시 필요한 생리적 현상이다. 그런데 반대의 현상도 일어난다. 상피중간엽 이행 현상이다. 상피세포가 다른 곳으로 이동하려고 할 때 중간엽세포로 이행을 한 후에 이동하는 것이다. 이렇게 세포가 자기 자리를 이탈하고 엉뚱한 곳에서 자라는 것을 이용해 암이 발생한다. 흔히 염증이 오래되면 암이 생긴다는 말이 있다. 완전히 맞는 이야기는 아니지만 일부분 암세포의 성장 과정과 일치하는 면도 있다.

TIP 염증을 다스리는 음식

마늘, 생강, 강황 등 염증을 다스리는 음식을 먹는 것이 좋다. 또한 비타민 C를 섭취하면 세포벽을 강화하는 역할을 하므로 도움이 된다.

· 남성호르몬 수용체형 삼중음성 유방암

남성호르몬 수용체가 과증식되어 유방암이 생긴 경우다. 흔히 남성호르몬 수용체가 과증식된 남성에게는 전립선암이 나타나는 경우가 많다. 그런데 여성의 몸에도 여성호르몬 외에 남성호르몬이 존재한다. 다만 남성에 비해서 여성호르몬의 비율이 높기 때문에 여성의 특징을 유지하게 되는 것이다. 폐경이 되고 나면 여성의 난소에서는 더 이상 여성호르몬을 생성하지 않게 된다. 그래서 지방이나 부신에 있는 남성호르몬이 아로마타아제라는 효소에 의해 여성호르몬으로 전환되는데, 이러한 호르몬 대사에 장애가 발생하거나 여성에게 남성호르몬 수용체가 과증식되면 유방암의 원인이 될 수 있다.

TIP 고기보다 채소 위주의 식습관

남성호르몬 수용체가 과증식된 경우는 남성호르몬 증진에 좋은 고기나 굴, 새우 등보다 채소를 주로 먹는 것이 좋다. 반대로 식물성 여성호르몬이 함유된 음식은 콩, 두부, 두유, 아마씨, 석류, 칡, 깨 등이다.

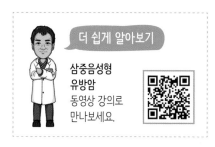

더 쉽게 알아보기

삼중음성형
유방암
동영상 강의로
만나보세요.

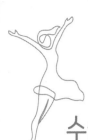

수술과 보조적 항암 치료 후 관리

유방암의 치료는 대부분 가슴을 전체적으로 혹은 부분적으로 절제해야 하기 때문에, 여성들이 막연한 두려움이나 혹은 좌절감을 느끼는 경우도 많습니다. 그러나 암을 절제하여 치료하는 것이 우선이고, 그 후에는 여러 가지 재건술을 적용할 수 있으니 너무 걱정하지 말고 치료에 임하기를 바랍니다.

유방암의 치료법은 지금도 새로운 치료법이 나올 때마다 조금씩 달라지고 있습니다. 물론 전체적인 흐름이 달라지는 경우도 있지만 대개는 부분적으로 보완되는 경우이기 때문에, 여기서는 큰 흐름 위주로 살펴보도록 하겠습니다.

수술적 치료

수술을 통한 치료는 가장 전통적인 치료법이라 볼 수 있다. 암은 2mm 이상의 크기가 되면 암 주변에 혈관을 형성하는데, 그러면 이 혈관을 통해 전신으로 암세포가 퍼져나가게 된다. 그래서 암은 결과적으로 전신적인 질환으로 여겨졌고, 항암제의 치료가 나오기 전까지는 되도록 많은 부분을 절제하는 방법으로 암을 치료했다. 절제술 외에 최근에는 재건술 역시 함께 시행될 수 있는데, 재건술에 대해서는 다음 장에서 따로 살펴보자.

수술적 치료 후에는 결과에 따라 항암제를 선택하고, 항암 치료 후에는 필요에 따라 방사선 치료를 선택하기도 한다. 만약 항암 호르몬제를 복용해야 하는 경우에는 보통 5년을 기본으로 복용하면서 일정한 간격으로 정기 검사를 하게 된다. 검사 기술이 발달하고 치료약제가 보완되면서 치료 방법은 점차 더 다양해져 가고 있다.

✚ 유방전절제술

먼저 유방의 경계에 대해 살펴보자. 유방의 위쪽 경계는 쇄골이고, 내측 경계는 가슴의 가운데 만져지는 흉골의 안쪽 부분이다. 바깥쪽의 경계는 겨드랑이에서 가슴 쪽으로 이어지는 앞쪽 선이 되며, 아래쪽 경계는 갈비뼈의 히연에 해당한다. 유방전절제술이란 이 경계를 지켜가면서 절제하는 것을 말한다.

보통 유방 종양이 커서 잔존 유방이 너무 적다고 생각되는 경우, 유방 맘모그램상에 미만성 석회가 있는 경우에 유방의 전절제술을 시행한다. 가장 큰

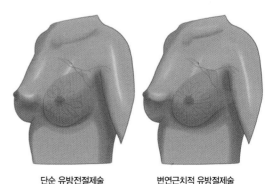

단순 유방전절제술   변연근치적 유방절제술

장점은 국소재발률이 가장 낮다는 점이지만, 반대로 가장 큰 단점은 결손으로 인한 상실감이 크다는 점이다. 최근에는 유방암의 병소가 한 군데 있지 않고 여러 군데 발견이 되는 다병소성 유방암의 경우 유방전절제술을 하면서 즉시재건술을 해서 상실감을 최소화하는 추세이다. 유방전절제술의 또 하나의 장점은 수술 후 방사선 치료를 받지 않을 가능성이 높다는 것이다.

TIP 방사선 치료의 필요 여부

유방전절제술을 하였더라도 유방암의 크기가 5cm 이상이거나 림프절의 전이가 있는 경우는 수술 후 보조적 방사선 치료를 받아야 하는 경우가 늘고 있다. 하지만 그렇지 않다면 보조적 방사선 치료를 피할 수 있고, 혹은 방사선 치료를 원치 않거나 하지 못하는 경우에 일부러 유방전절제술을 선택하기도 한다.

✚ 유방부분절제술 : 사분엽절제술

유방의 구조는 주로 국화꽃에 비유해서 설명한다. 국화꽃의 꽃술에 해당하는 것이 유두이고 국화잎이 유엽이다. 유방은 유두를 향해서 유엽이 매달려 있는 양상인데 유엽 사이를 뚫고 유두와 연결되는 관이 유관이다. 유방암의 대부분은 이 유관에 발병한다. 물론 유엽에서 발병하는 유방암도 있다.

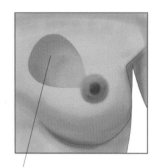

유방암이 유관의 큰 줄기를 따라서 분포되어 분절된 양상을 보여 분절 단위로 절제하는 사분엽절제술

TIP 사분엽절제술의 부작용

전절제술에 비해서 결손이 적어서 상실감은 덜할 수 있지만 양쪽 유방의 대칭성이 무너져 불균형이 발생한다. 또한 수술 후에는 대부분 재발 방지를 위해 보조적 방사선 치료를 받아야 한다.

유방암의 위치를 시계로 표현했을 때 우측 2시에 발병한 경우, 유방부분절제술을 할 때 우측 1시, 2시 그리고 3시 방향의 유엽을 전체적으로 절제하는 방식을 사분엽절제술이라고 한다. 병변에 해당하는 유엽, 유관을 유두 방향을 향해서 절제하는 방법이다. 유방암이 유관에서 발병한 경우 유관을 따라 유두를 향해 진행되기 때문에 절제도 이 방향을 따라가는 것이다.

✚ 유방부분절제술 : 덩이절제술

유방 조기 검진에 의한 조기 발견율이 상승하면서 유방암으로 절제해야 할 범위도 축소되는 추세다. 유방암이 유관에서 발병해서 유두까지 진행되지 않은 상태에서는 동심원상으로 절제 범위를 설정해서 암을 중심으로 암이 발견되지 않는 거리까지, 즉 암 조직이 없는 조직이 나올 때까지 둥근 모양으로 절제하는데 이를 덩이절제술이라 한다. 현재 시행되고 있는 수술 방법 중 결손이

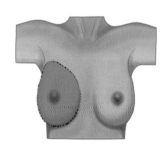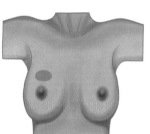

TIP 유방보존술을 할 수 없는 경우

- 기존의 유방이나 흉벽에 방사선 조사의 병력이 있는 경우
- 임신 기간 중 방사선 조사가 필요한 임산부에서의 유방암
- 유방촬영술에서 악성이 의심되는 미세석회화가 미만성으로 존재하는 경우
- 병변의 범위가 넓어서 미용을 유지하면서 부분 절제가 불가능할 경우
- 변연음성이 확보되지 않는 경우
- 방사선 치료를 원하지 않는 경우

가장 적은 방법으로 양쪽 유방의 대칭성에 가장 적은 손상을 준다. 다만 이러한 부분절제술을 하면 잔존 유방에 40% 정도의 국소 재발이 생길 수 있으므로 보조적 방사선 치료는 대부분 필요하다.

✛ 감시림프절 생검술

유방암은 대부분 림프관을 통해 전이된다. 림프관은 림프액이 흐르는 길이고, 림프관들이 모이는 장소가 바로 림프절이다. 유방암과 관련된 액와부 림프절은 좌측과 우측에 각각 50개 정도씩 있다. 여기서 50개의 림프절이 무작위로 배열되는 게 아니

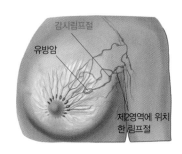

라 전이는 순차적으로 진행된다고 보면 된다. 먼저 침범되는 림프절이 바로 감시림프절이다. 감시림프절에 암의 전이가 있다면 다음 단계의 림프절에도 전이가 있을 수 있으므로 좀 더 깊은 곳의 림프절을 곽청하게 된다. 만약 감시림프절에 암의 전이가 없다고 하면 더이상의 림프절 절제술은 하지 않는다.

감시림프절의 경우 림프절 절제 후유증으로 나타나는 림프부종의 발생 확률을 낮출 수 있다. 또한 보조적 방사선 치료를 통해서 액와부 림프절의 국소재발률을 낮추고 있다.

> **TIP** **림프절**
>
> 림프절이란 림프구 및 백혈구가 포함되어 있는 면역 기관의 일종이다. 우리 몸에는 전신에 약 500~600개 정도의 림프절이 있고, 이는 림프관에 의해 서로 연결되어 있다. 림프절에서는 림프관을 타고 들어온 외부 항체에 대한 면역 반응이 일어난다. 예를 들어 이물질이 들어왔을 때는 면역 반응에 의해 림프절이 부풀어 올라 염증이 일어나기도 하고, 암세포가 림프절에 들어왔다가 림프관을 타고 전이되어 종양이 생기기도 한다.

✚ 림프절 곽청술

감시림프절 생검술에서 림프 전이가 있는 경우 좀 더 많은 림프절을 절제하게 되는데, 10개 이상의 림프절을 절제하는 경우가 림프절 곽청술이다. 감시림프절 생검술이 알려지기 전에는 림프절 곽청술을 필수로 받았는데 이 경우 국소 재발률은 낮지만 림프부종이 발생하는 경우가 많았다. 실제로도 유방암 환자의 20~30%가 림프부종을 겪는다.

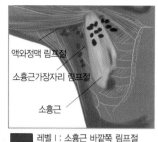

액와정맥 림프절
소흉근가장자리 림프절
소흉근

■ 레벨 I : 소흉근 바깥쪽 림프절
■ 레벨 II : 소흉근 림프절
■ 레벨 III : 소흉근 안쪽 림프절

TIP 림프부종

림프절을 절개한 뒤 림프의 원활한 흐름에 일부 장애가 생기면서 림프계가 막히거나 기능이 저하될 수 있다. 이 때문에 팔이나 다리가 붓게 되는데 이를 림프부종이라고 한다. 구체적으로는 양쪽 팔의 둘레가 2cm 이상 차이나면 림프부종으로 본다. 팔에 묵직한 무게감이 느껴지고 림프액의 정체가 많아지면 간혹 염증이 일어나기도 하고 극단적인 경우 괴사가 일어나기도 한다. 림프액의 순환을 돕는 운동이나 치료가 필요하고, 일상생활에서 몇 가지 주의를 요하게 된다.

❶ 요리 시 화상을 조심하자.
❷ 주사, 채혈 등의 행위를 피하자.
❸ 가방이나 핸드백은 반대쪽으로 메자.
❹ 상처가 생기면 되도록 빨리 치료하자.
❺ 시계나 팔찌 등은 반대쪽에 착용하자.
❻ 팔을 되도록 심장보다 높은 위치에 올리는 운동을 하자.
❼ 생수 2L 이상의 무게는 들지 말자.
❽ 저염식, 고섬유질 식이로 체중을 유지하자.
❾ 무리한 부황은 하지 말자.

보조적 항암 화학 요법

유방암 치료 후 재발이 일어나는 것을 방지하기 위해 하는 것을 보조적 치료라고 한다. 유방암으로 수술적 치료를 해서 종양을 제거했어도 재발에 대한 고민이 남는다. 1기 유방암의 경우 10% 정도, 2기 유방암도 20% 정도의 재발 위험성이 있기 때문이다. 유방암 치료 후 이러한 재발 위험을 막기 위해 가장 기본적으로 시행되는 치료가 바로 보조적 항암 화학 요법이다. 점차 커지며 전이될 가능성이 있는 암세포를 없애기 위한 노력의 일환이라고 할 수 있다.

그러나 치료 효과만큼 부작용도 존재하기 때문에 항암 화학 요법을 하지 않는 방법은 없는지에 대한 고민은 여전히 논란이 되고 있다. 유방암이 아주 초기 단계이면서 항암 호르몬 치료가 가능한 유형의 경우 유전자를 분석하여 항암제를 쓰지 않는 것도 고려해 볼 수는 있다. 하지만 아직까지는 수술로도 제거하지 못하는 암세포의 미세전이부분을 치료하고 근본적인 완치율을 높이기 위한 유효한 방법으로 사용되고 있다.

✚ 보조적 항암 화학 요법의 효과

항암제는 암세포를 공격하는 방식에 따라서 1세대, 2세대 그리고 3세대로 나뉜다. 유방암이 초기인 경우 싸이클로포스파마이드, 메소트렉세이트 그리고 5플로로우라실을

> **TIP** 보조적 항암 화학 요법의 중요성
>
> 유방암 치료에서 수술이 차지하는 중요성이 30% 정도라고 가정하면, 항암제의 효과 역시 유형에 따라 다르지만 대체로 30% 정도라고 본다. 그 외 방사선 치료나 표적 치료, 항암 호르몬 치료가 합쳐서 나머지 40% 정도의 비율을 차지한다. 물론 이러한 비율은 고정되어 있는 것이 아니라 병기에 따라서 달라진다. 1기 유방암의 경우 수술적 치료가 더 중요하고 항암제의 중요성이 낮은 반면, 2기나 3기로 진행될수록 항암제의 중요성이 높아진다고 보면 된다. 유방암의 치료는 일관적으로 이루어지는 것이 아니라 유형이나 병기에 따라 치료법 역시 달리하고 있다.

복합적으로 사용하고, 중기나 림프절의 전이가 있는 경우에는 아드리아마이신이나 탁솔이 포함된 항암 치료를 한다. 물론 항암제는 한 가지만 사용하는 것이 아니라 여러 가지를 병용해 복합적으로 투여하기 때문에 이렇게 단순하게 정해놓을 수는 없다. 다만 주된 항암제가 어떤 것인지에 대해 알면 치료 과정을 보다 쉽게 이해할 수 있다. 약제에 따라 투여 주기와 횟수가 정해지는데, 보통은 3주에 한 번씩 투여하여 총 6차에서 8차까지 진행하는 것이 일반적이다. 치료 기간이 길다고 반드시 치료 효능이 높지는 않으므로 경과를 지켜보며 적절한 치료 계획을 정립해야 한다.

✚ 항암제의 종류

항암 치료가 필요하다고 판단하면 어떤 약제를 사용할지 선택한다. 항암제마다 효능과 부작용이 다르므로 개개인의 상황에 맞게 적용해야 한다.

• 제1세대 CMF

CMF는 주로 초기 유방암 환자에게 시행되는 복합항암요법이다. 싸이클로포스파마이드, 메소트랙세트, 5플로로우라실이라는 세 가지 항암제를 투여한다. 쉽게 설명하자면, 음식점에서 고급 식재료를 사용하지 않고 값이 싼 대량 식재료를 사서 푸짐하게 사용하는 경우가 있다. 암세포는 뭐든지 빨리 만들어내려 하기 때문에 유전자에게 필요한 좋은 재료를 마구 가져다 써버린다. 그런데 이때 유전자의 유사 물질을 만들어 독성을 부착시켜 놓으면, 암세포가 그걸 먼저 가져가 사용하게 된다. 그러면 C, M, F라는 항암제가 항대사 물질로 작용하여 암세포가 자멸괴사하는 것이다.

세 가지 항암제를 구체적으로 살펴보자. 싸이클로포스파마이드라는 항암제는 유전자 DNA의 알킬화

▲ 싸이클로포스파마이드(알킬화제)

제이다. 그동안 면역을 회피해 생존해오던 암세포에게 일종의 표식을 붙여두게 되는데, 그러면 암세포가 인식되기 시작하고 우리 몸의 암세포 파괴를 유도할 수 있다. 다만 CMF와 같은 항암제들은 처음에는 암세포를 속여 자멸괴사를 유도할 수 있으나, 내성이 생겨 약효가 곧 떨어진다는 단점이 있다. 그래서 다른 기전의 항암제를 필요로 하게 된다.

▲ 메소트렉세이트

메소트랙세이트라는 항암제는 엽산과 유사한 구조를 가지고 있다. 암세포가 메소트랙세이트를 유전자 합성의 원료로 사용하면 이 또한 암세포에 표식으로 작용하게 된다. 그래서 정상적인 유전자 기능이 마비되어 암세포의 자멸을 유도하거나, 면역에 의해 파괴되도록 할 수 있다.

5플로로우라실이라는 항암제는 암세포에 형광 물질을 입히는 효과가 있다. 그래서 면역 세포의 인식을 유도해 세포를 자멸괴사에 이르도록 만든다.

▲ 5플로로우라실

CMF의 부작용 싸이클로포스파마이드는 출혈성 방광염을 주의해야 한다. 소변에 핏빛이 비치거나 소변이 붉게 나오면 주의 깊게 관찰하고 의료진에게 알려서 약물의 조정이나 변경 등의 조치를 받는 것이 필요하다.

• 제2세대 아드리아마이신

2세대 항암제는 붉은색의 아드리아마이신이다. 유전자가 복제될 때 DNA의 이중가닥이 풀리는 과정에서 토포아이소머레이저라는 효소가 관여하는데, 이 효소가 유전자를 풀어내지 못하도록 차단하는 역할을 한다.

▲ 아드리아마이신

아드리아마이신의 부작용 가장 위험한 합병증은 심부전이다. 숨이 차거나 가슴에 통증이 느껴지면 심초음파를 통해서 심장의 박출량 변화를 관찰해야 한다. 항암제로 인해 심장의 부담이 생기기 때문에 누적 용량을 주의해야 하는데, 일반적인 성인이 평생 투여받을 수 있는 아드리아마이신의 용량이 450mg~550mg 정도다. 아드리아마이신을 투여하는 상황이라면 부작용을 최소화시키는 유의사항에 특별히 주의를 해야 한다.

• 제3세대 탁솔

3세대 항암제는 주목나무의 추출액인 탁솔이다. 주목나무는 껍질과 속살이 붉어서 주목나무라는 이름이 붙었는데, 살아서 천 년, 죽어서 천 년이라고 할 정도로 생명력이 강한 나무로 알려져 있다. 이렇듯 강한 생명력으로 만든 탁솔은 유전자 분열 마지막 단계에서 미세소관의 합성을 억제하는 역할을 한다. 유전자는 미세소관이라는 구조물에 의해 분리가 일어나는데, 탁솔이 미세소관을 안정시켜 분리과정을 방해하는 것이다.

▲ 탁솔

탁솔의 부작용 탁솔의 부작용은 말초신경염이 대표적이다. 손발이 저릿저릿하고 감각
이 줄어들게 된다. 심한 정도에 따라서는 증상 완화를 위한 약제를 투여하기도 하지만,
운동 요법도 많이 이루어지고 있다. 손발을 적절한 강도로 마사지하는 것도 일부 도움
이 된다.

✚ 항암제의 투여 방법

대부분의 항암 화학 요법은 주사바늘을 손등이나 팔의 정맥에 꽂는 정맥주사로 투여
된다. 투여 시간은 항암제에 따라서 몇 분에서 몇 시간까지 다양하며, 대부분의 경우에
는 입원까지는 필요하지 않고 주사를 다 투여한 뒤 귀가하면 된다.

TIP 투여 간격과 기간

	1주	2주	3주	4주	5주	6주	7주	8주	9주	10주	11주	12주	13주		적용 기간
CMF	○				○				○				○	…	6차까지
아드리아마이신	○			○			○			○			○	…	6차까지
탁솔	○			○			○			○			○	…	4차에서 6차

- **CMF** 주로 4주 단위로 6차에 걸쳐서 시행
- **아드리아마이신** 주로 3주 단위로 6차에 걸쳐 시행
- **탁솔 포함 항암제** 주로 3주 단위로 4차에서 6차에 걸쳐서 시행

✚ 항암제 치료의 부작용

항암제는 정맥주사로 전신에 적용되다 보니 다양한 부작용이 나타나기도 한다. 대표
적으로 초기 부작용은 오심, 탈모, 호중구감소증, 발열, 구내염, 근육골격계통증, 신경
증상, 빈혈, 혈소판감소증, 피로감, 무력감, 체중 증가, 부종, 정맥염, 인지력 저하 등이
있고 장기 증상으로는 무월경, 안면발적, 심부전, 백혈병 등이 있다.

다만 여러 가지 항암제를 함께 사용한다고 해서 부작용이 배가되는 것은 아니다. 오히려 단독으로 사용할 때보다 부작용의 강도가 줄어들기도 하고, 여러 종류를 함께 사용했을 때 더욱 효과를 볼 수 있다.

보조적 방사선 치료

매체를 통하지 않고 에너지를 전달함으로써 유전자에 손상을 유도하고 유도된 손상으로 인해서 세포의 자멸괴사를 발생하게 하는 치료를 말한다. 방사선 치료는 주로 유방보존술을 시행한 경우 잔존유방에서의 유방암 재발률을 낮추는 데 중요한 역할을 한다.

✛ 방사선 치료의 대상

종양의 크기가 2cm일 때를 기준으로 유방전절제술을 시행한다면 5년 내에 같은 쪽 유방 내의 국소재발률은 10% 이하지만 유방보존술만을 시행한 경우는 5년 내 같은 쪽 재발률이 40% 정도가 된다고 한다. 이런 경우 국소재발률을 낮추기 위해서 유방부분절제술을 시행한 후 보조적 방사선 치료를 같이 해주게 되면 5년 내 같은 쪽 유방 내의 국조재발률을 14% 내외로 낮출 수 있다. 보조적 방사선 치료의 가장 중요한 역할이다.

✚ 방사선 치료의 종류

방사선의 선원과 표적의 거리에 따라 두 가지로 구분한다. 외부 방사선 요법은 방사선이 나오는 선원과 방사선이 조사되는 표적이 1cm 가량 떨어져 있는 경우로 원격 방사선 치료라고도 한다. 근접 방사선 요법은 방사선 선원을 표적과 가까이 두고 치료하는 방법이다.

✚ 방사선 치료의 기간

보통 45Gy 정도의 용량을 한 달 정도의 기간 동안 분할 조사하게 된다. 하루에는 2~2.5Gy 정도를 조사하고 휴식을 취한다. 휴식을 취하는 동안 정상세포는 이상 결합에 대해 스스로 회복할 수 있지만, 암세포의 경우는 이상 결합에 대한 자가 회복력이 부족하여 그대로 자멸괴사로 이어지게 된다. 따라서 방사선 치료를 할 때는 방사선의 조사도 중요하지만 그만큼 휴식을 잘 취하는 것도 중요하다.

✚ 방사선 치료의 부작용

피부에 있는 감각신경이 수술이나 방사선 치료로 인해 손상을 받게 되면 감각이 저하되며 마치 남의 살을 만지는 느낌을 받아 적잖이 놀라게 된다. 이때 고온을 이용한

TIP 치료 시 주의사항

방사선 치료 후에는 피부가 조금씩 붉어지거나 가렵고, 화끈거리는 느낌을 받을 수 있다. 대개 치료 직후 이러한 변화가 나타났다가 수개월에 걸쳐 조금씩 호전된다. 그래서 방사선 치료를 시작하기 전에 미리 전신 샤워를 해두는 것이 좋다. 치료가 시작된 뒤 해당 부위의 피부는 뜨거운 물로 씻거나 문지르지 않아야 한다.

찜질을 받으면 특히 화상에 유의해야 한다. 화상을 입어도 감각이 떨어져서 모르는 경우가 많기 때문이고, 한번 당한 화상은 회복이 늦다.

보조적 항암 호르몬 요법

수술적 치료를 마치고 보조적 항암 화학 요법, 보조적 방사선 치료가 이어진 뒤에는 유방암의 원인에 따라 치료법을 달리 하는 단계에 접어든다. 이때 여성호르몬 수용체의 변이나 과증식을 원인으로 하는 A형 유방암의 경우, 여성호르몬과 여성호르몬 수용체의 결합을 막아 유방암 재발을 방지하는 치료가 필요하다. 특히 폐경 후 여성의 난소에서는 여성호르몬이 생성되지 않고 대신 남성호르몬이 아로마타아제라는 효소에 의해 여성호르몬으로 변형된다. 그래서 폐경 후의 여성이 아로마타아제 저해제를 복용하게 되면 여성호르몬 생성을 억제할 수 있다.

✦ 호르몬제 복용 대상

유방암의 원인으로 가장 먼저 알려진 인자는 단연 여성호르몬 수용체의 과증식이다. 유방암으로 수술을 했는데 수술 후 조직검사 소견에서 여성호르몬 수용체가 과증식으로 나오면 그에 따른 맞춤형 치료가 필요하다.

✦ 항암 호르몬제의 종류

항암 호르몬제는 에스트로겐 생성을 막거나 여성호르몬과 에스트로겐의 결합을 억제하는 등 각 구체적인 역할에 의하여 적용하게 된다.

• **아로마타아제 저해제** 아로마타아제라는 효소는 남성호르몬인 테스토스테론을 여성호르몬인 에스트로겐으로 변형시키는 역할을 한다. 폐경 후 여성은 이 효소에 의해 여성호르몬의 혈중 농도를 어느 정도 유지하고 있지만, 유방암 치료를 위해서는 이 효소를 차단해야 한다. 아로마 타아제 저해제로는 아나스트로졸과 레트로졸이라는 약이 주로 사용되며, 하루에 한 번씩 5년 간 복용한다. 부작용으로는 골다공증과 골근육통이 대표적이므로 세심한 관찰이 필요하고, 환 자에 따라 약물의 도움을 받아야 하는 경우도 있다.

• **졸레드로닉산** 가임기 여성의 경우 난소에서 여성호르몬이 생성되는데, 졸레드로닉산은 난소 에서 여성호르몬이 생성되는 것을 억제하는 주사다. 가임기 여성의 유방암 원인이 여성호르 몬 수용체의 변이나 과증식인 경우 타목시펜을 복용하면서 졸레드로닉산을 한 달에 1번 투여 받게 되면 에스트로겐의 생성이 억제되고 여성호르몬 수용체를 차단하는 효과를 얻을 수 있 다. 치료 효과 면에서 연구에 따라 다소 차이가 있지만 타목시펜만 복용하는 경우에 비해서 5~10% 정도 추가적인 효과가 있는 것으로 본다. 하지만 부작용으로 갱년기 증상이 발생하여 신체적, 감정적 변화를 느끼고 당황하는 경우가 많다.

• **풀베스트란트(파슬로덱스)** 호르몬 수용체 억제제다. 여성호르몬과 여성호르몬 수용체의 결합 에 문제가 생겨 유방암이 발병한 경우, 타목시펜은 그 결합을 방해하여 재발을 예방하는 효과 가 있다. 파슬로덱스의 경우에는 그에 더해 여성호르몬의 절대 수치를 감소시켜 치료 효과를 유도한다. 현재 재발성 유방암에서 선택적으로 사용되고 있다.

TIP 항암 호르몬제 복용 시 생리와 임신

항암 호르몬제를 복용하는 5년여 기간 동안 생리의 양이나 색깔이 불규칙해질 수 있다. 아무래도 이 기간 동안에 는 임신이 어렵다. 그래서 아이를 원하는 젊은 환자들의 경우 중간에 호르몬제 치료를 포기하기도 한다. 그러나 항암 호르몬 치료는 재발률을 40% 가량 낮출 수 있다고 알려져 있으므로, 복용 기간에 대해서는 담당의와 면밀 한 상의를 요한다.

✚ 호르몬제의 투여 기간

약제에 따라 차이는 있지만 대체로 투여 기간은 5년이 기본이다. 하지만 최근의 연구 자료에서 10년 복용이 생존율에 이득이 있다는 보고가 많아지면서 재발의 위험도가 20~30% 이상이라고 판단되는 환자에게 10년 복용을 권하기도 한다.

✚ 호르몬제의 부작용

자궁내막암과 혈전증이 대표적이다. 5년 복용하면 자궁내막암의 경우 3~4배 정도 더 많이 발생하고 10년까지 복용을 하게 되면 자궁내막암의 경우 6~8배까지 위험성이 증가한다. 이런 위험성에도 불구하고 5년 복용하게 되면 유방암의 재발률이 30~40% 정도 감소하는 효과가 있고 10년까지 복용하게 되면 추가 20% 정도 더 감소시키는 효과가 있다고 하니 선별해서 약 복용에 대해서 고민해야 한다.

보소석 표적 치료

표적 치료란 유방암의 원인에 따라 다른 목표물을 설정하여 치료하는 것을 의미한다. 표적 치료라는 말이 알려진 것은 트라스튜쥬맙이라는 치료약이 알려지면서부터다. 유방암의 원인 중 사람표피성장인자 수용체 2형이 과증식되었거나 변이가 있는 경우에 사용된다. HER2로 불리는 이 유전자는 특히 세포 분열을 조절하는 작용에 관여한다. 이 기능이 활성화되면 암세포 역시 분열이 빨라지므로 표적 치료를 통해 HER2에 대한 항체를 만들어 선택적으로 그 기능을 억제하는 것이다. 이는 주로 재발 환자를 치료할 때 적용된다.

✚ 항암 표적 치료의 대상

B형 일부와 HER2 수용체의 과증식을 보이는 환자에게 적용한다.

✚ 표적 치료에 사용되는 주요 약제

- **트라스튜쥬맙(허셉틴)** 사람표피성장인자 수용체는 네 부분으로 구성되어 있는데, 허셉틴은 그중에서 세포 바깥쪽으로 돌출된 4번 영역을 차단한다. 항원에 대한 항체 반응을 이용해 치료하는 것으로, 3주에 한 번이나 1주에 한 번씩 1년간 투여하는 것이 기본이다. 잘 알려진 부작용은 심부전이므로 주의를 요한다.

- **퍼튜쥬맙(퍼제타)** 사람표피성장인자 수용체 2형의 2번 영역을 차단하여 암적 신호를 전달하지 못하게 하는 약제다. 표피성장인자 수용체는 주로 다른 표피성장인자 수용체와 같이 복합되어서 작용하는데 이런 이형성체의 형성을 억제하는 역할을 한다.

- **타이록신키나아제 저해제(라파티닙)** 사람표피성장인자수용체 2형이 복합체를 형성해서 암신호를 형성하게 되면 타이록신키나아제를 활성화시키고 유전자에 신호를 전달한다. 이때 타이록신키나아제 활성화를 막는 역할을 하는 약제로, 단독으로 투여하기보다는 카페시타민이라는 경구용 항암제와 같이 복용한다.

- **티디엠원(캣싸일라)** 가장 이상적인 항암제는 암세포에만 작용하고 정상세포에는 작용하지 않는 것이다. 하지만 현실적으로 표적 치료제인 허셉틴은 암세포를 잘 찾아가지만 사멸 효과가 다소 낮다. 이때 허셉틴과 탁솔계 항암제를 결합시키면 치료 효과가 상승한다.

> **TIP** 허셉틴의 보험 적용
>
> 허셉틴의 투여는 1년 동안 보험 적용을 받을 수 있다. 2010년 10월부터는 겨드랑이 림프절에 암이 전이되지 않았고 침윤성암의 크기가 1cm을 초과하는 환자들도 보험이 적용되어 적은 부담으로 허셉틴을 투여받고 있다.

· **팔프저해제** 암 억제 유전자 브라카에 선천적 이상이 있는 경우, 의학적으로 브라카를 온전히 치료할 수 없기 때문에 팔프를 억제한다. 암세포는 브라카가 온전하지 못할 때 팔프의 도움으로 생존하고 있기 때문에, 팔프를 저해하면 자멸괴사시킬 수 있다.

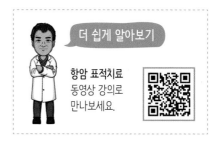

더 쉽게 알아보기

항암 표적치료
동영상 강의로
만나보세요.

· **베바시쥬맙** 암세포의 혈관신생을 억제하는 약제이다. 암세포는 0.2mm 이상이 되면 암세포 주위에 혈관신생을 유도하는 것으로 알려져 있고 브이지에프라는 물질이 여기에 중요한 역할을 한다. 브이지에프를 억제하는 약제가 베바시쥬맙이다.

✚ 항암 표적 치료 기간

허셉틴을 이용하여 표적 치료제를 투여할 시에 1년 기간 동안 보험 적용을 받게 되고 3주 간격으로 투여하게 되면 거의 18회에 이른다. 이런 노력에도 불구하고 혹시 내성이 생겨서 재발이 오는 경우에는 두 번째 영역을 차단하는 퍼튜쥬맙이라는 약제를 투여한다. 최근에는 수술 전에 항암 치료를 하는 경우 인간표피성장인자 수용체가 과증식되어 있다면 항암제와 함께 허셉틴 그리고 퍼튜쥬맙을 동시에 투여하기도 한다.

✚ 항암 표적 치료제의 부작용

표적 치료는 정상세포에 영향을 주지 않고 특정 암세포에 선택적으로 작용되기 때문에 기존의 항암제에 비해 구토나 탈모 등의 부작용이 거의 나타나지 않는다. 다만 허셉틴의 합병증으로는 심부전이 가장 잘 알려져 있다. 3개월 단위로 심초음파를 통해서 심부전유무를 체크하기도 하고 증상이 있을 때는 3개월 전이라도 심초음파를 통해서 심장기능을 체크한다.

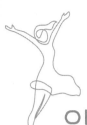

유방암으로 인한 상실감 독려와 재건술

암에 대한 두려움만큼이나 유방을 잃는 것에 대해 상실감을 느끼는 여성들이 많습니다. 한국유방암학회에서 진행한 설문조사에 따르면 유방절제술을 받은 환자 중 66% 이상이 '여성으로서의 매력을 상실했다고 느낀다'고 답했다고 합니다. 또한 유방절제술을 하면 가슴에 15~20cm 가량의 흉터가 생기는데 이로 인해 정신적인 고통을 겪는 경우도 있습니다. 한쪽 유방만 절제했을 경우 심리적인 상실감 외에도 신체 균형이 맞지 않아 목이나 허리, 척추 등에 불편함을 느끼고 그것이 질환으로 이어지기도 하지요. 그래서 이를 해결하는 방법으로 유방 재건 수술을 선택할 수 있습니다.

유방 재건술의 네 가지 방법

유방 재건 수술은 먼저 시기적으로 구분했을 때 두 가지로 나눌 수 있다. 종양 제거 수술을 하면서 동시에 재건술을 진행하는 즉시 재건술과, 종양 제거 후 추후에 유방 재건을 진행하는 지연형 재건술이다. 두 가지 방법 중 어떤 것을 선택하느냐는 환자의 상태에 따라 결정하는데, 보통 수술 후 방사선 치료가 필요한 경우에는 치료에 의해 기존의 성형 부위가 손상받을 수 있기 때문에 지연형 재건술을 권하고 있다. 유방 재건의 방법적인 구분으로는 크게 아래 네 가지로 나뉜다.

✛ 광배근 즉시 유방 재건술

광배근은 등에 있는 근육인데 넓게 퍼져 있는 모양이라고 해서 광배근이라고 불린다. 이 근육은 유방 조직과 가까이 위치하고 있어 유방 재건 시에 자주 이용된다. 광배근을 앞으로 돌려서 유방의 형태를 만들

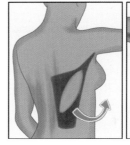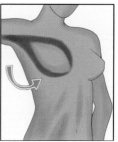

어주는 것이다. 자가 조직을 이용한 유방 성형술이라 비교적 빠른 시간 내에 수술이 가능하고 혈관봉합술에 대한 부담이 없다는 장점이 있다.

다만 여성의 경우 광배근이 발달된 경우가 드물고 등 쪽에 살이 없는 편이 많아서 적절한 부피의 광배근을 확보하기가 어렵다. 많은 경우 유방암으로 인한 피부 결손은 광배근으로 보완하고, 부족한 부피는 보형물을 같이 이용하게 된다.

✚ 복근을 이용한 재건술

우리 배의 가운데에는 복직근이
라는 근육이 있다. 윗몸일으키기를
할 때 사용하는 근육이라고 생각하
면 쉽다. 복근을 이용한 재건술은
이 근육을 가슴으로 올리면서 복직

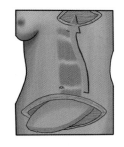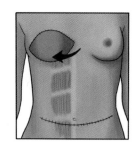

근위의 지방조직을 같이 이동시켜 유방의 모양을 만들어주는 수술이다. 재건술에 이용
하는 여러 조직 중에서도 가장 부드럽고 유방의 모양에 근접한 조직이다.

다만 비교적 수술 시간이 길고 혈관봉합술을 해야 하므로 기술적인 어려움이 있을 수
있다. 또한 미세혈관의 혈류장애로 인한 잦은 괴사가 있을 수 있고 회복기간이 긴 편이
다. 복부에 흉터가 길게 남을 수도 있다. 하지만 그럼에도 가장 이상적인 모양을 구현할
수 있어 만족도가 높은 수술 방법이다.

✚ 보형물 삽입술을 이용한 재건술

유방 재건술 중 가장 간단한 방법으로 한 번에 영구보형물을 삽입하는 방법이다. 유
방의 크기가 작고 처짐이 없는 날씬한 여성에서 반대 측의 유방과의 대칭을 맞출 수 있
는 경우에 시행한다.

보형물의 종류가 다양해지면서 유방 재건술의 영역도 넓어졌다. 보형물이 자연스러
운 유방 처짐 현상까지 재현하면서 유방암 수술로 생긴 결손 부위를 보완하는 데 보다
폭넓게 적용할 수 있게 되었다. 보형물을 삽입하는 재건술은 비교적 간단하여 빠른 시
간 내에 수술이 이루어지고, 자가조직을 이용한 재건술에 비해 회복 시간이 빠르다. 또
한 혹시 균형이 안 맞고 위치가 잘못되더라도 교체가 가능하기 때문에 재건술 후에도 조

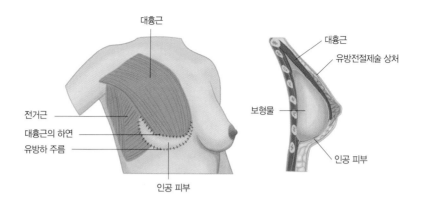

대흉근
전거근
대흉근의 하연
유방하 주름
인공 피부

대흉근
유방전절제술 상처
보형물
인공 피부

절할 수 있다는 여유가 있다. 다만 자가조직이 아니기 때문에 장액종이 발생한 가능성이 높고, 염증 반응이 왔을 때 회복기간이 길어질 수 있다는 단점이 있다. 또한 구형구축이라 해서 보형물이 자연스럽지 않고 딱딱해지며 굳어가는 현상이 올 수 있다.

✚ 보형물 삽입술을 이용한 재건술 : 조직확장기

2단계 수술로 유방을 재건하는 방법이다. 1차 수술에서 유방절제술과 동시에 조직확장기를 삽입한다. 그리고 수개월에 거쳐 1~2주 간격으로 성형외과에 내원하여 확장기에 연결된 포트에 식염수를 주입하여 피부를 확장시킨다. 피부가 충분히 확장되면 2차 수술로 조직확장기를 제거하고 영구 보형물로 교체하게 된다. 특히 유방전절제술을 시행한 경우에는 재건술을 시행하기에 피부의 결손이 커서 조직확장기를 넣어 장기간 동안 점진적으로 피부를 늘려가야 한다.

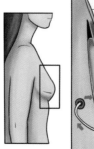
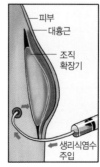
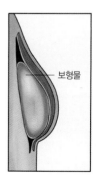

피부
대흉근
조직
확장기
생리식염수
주입
보형물

TIP 유방 재건술의 장단점

수술 종류	장점	단점
광배근 즉시 유방 재건술	• 자가 조직을 이용한 유방 성형술이라 비교적 빠른 시간 내에 수술이 가능하고 혈관봉합술에 대한 부담이 없다.	• 비교적 수술시간이 길고 혈관봉합술을 해야 하므로 기술적인 어려움이 있을 수 있다. 미세혈관의 혈류장애로 인한 잦은 괴사가 있을 수 있고 회복기간이 긴 편이다. 복부에 흉터가 길게 남을 수 있다.
복근 이용 재건술	• 많은 양의 자가조직을 채취할 제공 부위를 훨씬 자유롭게 선택할 수 있다. • 혈관을 직접 연결하기 때문에 이식된 조직에 혈액공급이 풍부하여 흉터가 많은 부위나 방사선 치료를 받은 부위라도 수술할 수 있다. • 흡연자나 비만자처럼 혈액 공급에 문제가 예상되는 환자도 수술이 가능하다. • 조직의 모양을 원하는 대로 만들 수 있다. • 혈관을 잘라서 옮겨주기 때문에 위치를 자유롭게 선택할 수 있다.	• 혈관을 박리하여 분리시키고 다시 문합하는 과정이 어렵다. • 수술기간이 길고, 연결한 혈관이 막히게 되면 옮겨놓은 조직이 괴사할 위험이 있다.
보형물 이용 재건술	• 새로운 흉터가 거의 생기지 않는다. • 수술이 간단하며 수술시간이 짧다. • 회복이 빠르다.	• 시간이 경과함에 따라 유선이 단단해지면서 보형물이 위로 올라갈 수 있다. • 비대칭이 생길 수 있다. • 장기간 관찰하였을 때 피판술을 한 것보다 자연미가 다소 떨어질 수 있다.
조직확장기 삽입	• 수술이 간단하며, 회복이 빠르다. • 2차 수술 전까지 시간적 여유가 있다.	• 감염, 부분적 피부 손실, 조직확장기의 노출, 혈종 등이 생길 수 있다. • 외래 내원주기가 짧다.

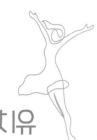

유방암 환자와 보호자를 위한 마음 치유

유방암을 치료하는 과정에서는 정확한 치료 계획을 세우고 따라가는 것도 중요하지만, 더 중요한 건 자기 자신을 사랑해야 한다는 점입니다. 환자와 보호자가 모두 완치 가능성을 믿고 서로에게 긍정적인 희망의 에너지를 불어넣어 주어야 합니다. 병에 대해 되도록 많은 지식을 습득하여 막연한 두려움을 극복하고, 자신에게 맞는 건강한 생활습관을 만들어 나가는 것도 유방암 치료에 큰 도움이 됩니다.

폐경과 임신에 대한 고민

폐경은 더 이상 배란이 일어나지 않는 현상을 말한다. 대부분은 48~52세에 폐경이 오지만 항암제 치료 이후 약 30% 정도 조기 폐경이 오는 경우도 있다. 이때 여러 가지 불편함을 느끼게 되는 경우가 있는데, 얼굴이 화끈거리거나 수면 장애, 과민성, 혹은 비뇨생식기의 위축 증상이 나타나기도 한다. 이에 정서적으로 우울증 등을 호소하는 경우도 있다. 다만 이같은 폐경기 증상은 1~2년 안에 좋아지는 경우가 대부분이다. 폐경기 증상이 심하면 호르몬 요법으로 치료할 수 있으나 유방암 재발의 위험성에 대해 전문의와 상의한 후 대처하는 것이 좋다.

또한 임신 가능 여부에 대해 걱정하는 사람들이 많다. 실제로 항암 화학 요법을 진행하게 되면 난소에도 손상을 주게 되는 경우가 있고, 이 때문에 배란 장애가 생겨 임신이 어려워질 수 있다. 유방암의 종류나 병기에 따라 차이가 있을 수 있으나, 보통 유방암 환자의 치료 이후 임신 확률은 정상 여성의 절반 정도다. 또한 치료 과정에서 항암 호르몬제를 복용해야 하는 경우 태아의 기형을 유발할 수 있으므로 임신을 위해서는 약을 중단해야 한다. 그래서 대부분은 유방암 수술 2년 후에 임신을 하는 것이 좋다고 권장한다. 2년 이내에는 재발 가능성이 가장 높기 때문이다. 임신이 유방암 재발에 영향을 끼치지 않는지 걱정하는 시선도 있지만, 많은 연구자들은 임신이 병을 악화시키지는 않는다고 보고하고 있다. 또한 유방암 치료 후 아기를 낳았을 때 모유 수유를 하는 것은 괜찮지만, 보통 수술이나 방사선 치료 후의 유방에서는 거의 모유가 생성되지 않는다. 하지만 모유가 반드시 정답은 아니므로 이에 대해 상심하기보다는 분유 등의 대안을 적극적으로 활용하길 바란다.

치료 후 집에서 지켜야 할 생활 습관

암은 어쩔 수 없는 요인에 의해 발생하기도 하지만 개인의 생활 습관이나 삶의 방식, 환경에 따라서 조금씩 영향을 받기도 한다. 특히 암 예방과 재발 방지를 위해서는 바람직한 생활 습관이 몸에 배어 평생 유지될 수 있도록 관리를 하는 것이 좋다. 구체적인 사항 몇 가지를 소개해 본다.

- **적절한 건강 체중을 유지한다** 과체중이나 비만을 피하고 평생 적절한 체중을 유지할 수 있도록 관리해야 한다. 만약 현재 과체중이라면 한번에 무리해서 감량하려 하지 않고 조금씩만 감량해도 큰 도움이 되므로, 단계적으로 조금씩 체중을 줄이는 것이 좋다. 체중 관리를 위해서는 하루 3끼 적정량을 규칙적으로 섭취하고, 고열량 식사를 제한해야 한다.

- **규칙적인 운동을 한다** 개인의 신체 능력에 대비해 너무 무리할 필요는 없지만, 꾸준히 운동을 지속하여 조금씩 강도를 높여가는 것도 도움이 된다. 처음에는 일주일에 3~4번 이상, 한번에 40~50분 정도의 가벼운 유산소 운동을 추천한다. 또한 집에 있더라도 너무 오랫동안 누워 있거나 TV를 시청하는 행위를 가급적 줄이고, 일상 속에서 어느 정도 움직임을 갖는 것이 신체 건강에 도움이 된다.

- **휴식 및 스트레스 관리를 한다** 암 치료 및 재발 방지와 관련하여 중요한 요소 중 하나가 바로 휴식이다. 일찍 자고 일찍 일어나며 몸에 무리가 가지 않도록 적절한 휴식을 취해야 한다. 더불어 스트레스를 줄일 수 있도록 노력해야 한다. 미래에 대한 막연한 두려움을 이겨내고 정서적인 안정을 취할 수 있는 나만의 스트레스 해소법을 개발하는 것도 좋다.

> **TIP** **일상생활로의 복귀**
>
> 항암 치료 중에는 대개 자신의 일상생활 범위가 50% 가량 축소되는 것이 일반적이다. 이로 인해 우울해지거나 기존의 일상을 그리워하며 의기소침해지기도 한다. 그러나 항암 치료 후 더 건강하고 새로운 일상이 시작되리라는 믿음을 가지고 무리하지 않는 선에서 일상 속의 즐거움을 찾도록 하자. 정답은 없지만 항암 치료와 방사선 치료 후에는 일상생활로 회복하는 속도가 높아지는 경우가 많다.

막연한 두려움에 대처하는 마음가짐

내 인생에서 상상해본 적 없던 암을 마주했을 때 누구나 막연한 두려움을 느낄 수밖에 없다. 그리고 내가 겪고 있는 암에 대해서 잘 모를수록 우리는 더욱 두려워진다. 막연한 터널을 지나가는 것과 마찬가지이기 때문이다. 이때 내가 내비게이션을 가지고 있다고 생각해 보자. 내비게이션은 우리가 처음 가보는 길이라도 안전한 길로 인도해준다. 물론 때로는 구불구불한 골목길로, 혹은 멀리 돌아가는 길로 나를 안내할 수도 있지만, 목적지를 두고 점차 가까워지고 있다는 사실은 분명하다. 병을 진단받았을 때도 마찬가지다. 내가 어떤 치료를 해나간다는 확실한 길잡이를 가지고 있으면 가야 할 방향을 알고 있기 때문에 두려워하지 않아도 된다.

전문 의료진과 치료 계획을 잡고 치료를 해나가는 것은 후레시를 켜고 터널을 지나가는 것과 마찬가지다. 터널을 그냥 지나가면 두려울 것이다. 보이는 게 없기 때문이다. 하지만 불을 켜고 가면 아무리 긴 동굴이라도 결국은 끝까지 걸어 나갈 수 있다. 그래서 암을 마주했을 때에는 상세하고 구체적인 경로를 설정하는 것이 가장 중요하다. 내 몸에서 일어나고 있는 일에 대해서 의료진은 상세하게 안내하고, 함께 가깝고 안전한 경로를 따져보며 걷는 것이다. 불안한 마음이 일어나는 근본적 원인을 깊이 성찰해야 한다. 모르니까 불안하다. 어려운 의학지식도 내 몸에 일어나는 일로 이해하고자 하면 얼마든지 알 수 있다.

유방암을 초기에 발견했음에도 막연한 공포감으로 괴로워하는 사람들이 있다. 재발에 대한 공포도 마찬가지다. 이러한 극심한 스트레스는 오히려 치료를 저해할 수 있다. 완치에 대한 희망을 지니고 완치의 내비게이션을 들여다보며 꾸준히 걸어가자.

긍정의 힘을 불어넣는 가족들의 역할

유방암의 치료는 다른 암과는 그 목적이 조금 다르다. 생존률이 높지만 재발 가능성도 크기 때문에, 암을 제거하는 한편 그 후로 꾸준히 관리를 해나가는 것에도 초점을 맞춰야 한다. 환자가 지치지 않고 삶의 질을 유지해 나가기 위해서는 길잡이가 되어줄 의료진만큼이나 심리적인 도움을 주는 가족들의 역할도 아주 중요하다.

결혼한 여성들의 경우 유방암을 진단받으면 죽음에 대한 공포만큼이나 남편이나 가정에 대하여 의식하게 된다. 유방의 상실을 자신의 여성성이나 존재감의 상실로까지 연결지어 좌절감을 느끼게 되는 것이다. 남편도 아내의 암으로 큰 충격을 받은 상태겠지만, 이때 암을 극복할 수 있는 의지를 단단히 세울 수 있도록 아내를 북돋아주는 것이 무엇보다 중요하다. 서로의 감정에 대하여 솔직한 대화를 나누고, 가족들이 아내나 엄마의 빈자리에 대한 걱정을 덜어주어야 한다.

많은 여성들이 가족에게 자신이 무거운 짐이 될 것에 대해 우려하기도 한다. 가족들이 먼저 '우리는 괜찮다', '걱정하지 말고 충분한 치료를 받자', '나는 당신을 유방 때문에 사랑하는 것이 아니다' 같은 따뜻한 격려를 나눌 수 있도록 하자. 유방에 대한 상실감을 채워줄 수 있는 것은 좋은 의사나 병원이 아니라 가장 가까운 가족의 사랑 표현이다.

유방암의 치료 과정을 함께 극복하고 나면 대부분의 여성들이 가족이나 주변 사람들에게 깊은 고마움을 느끼며 그들로 인해 유방암을 극복했다고 생각하곤 한다. 당장은 혼란스럽고 힘들더라도, 비온 뒤에 땅이 굳어지며 더욱 행복한 삶을 살게 될 수 있는 열쇠는 바로 가족들이 쥐고 있는 셈이다.

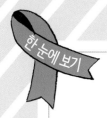

◀ 유방암의 치료와 관리 ▶

암세포와 정상세포

세포를 신선한 달걀에 비유했을 때, 프라이팬 위에 흰자와 노른자가 선명하게 모양을 잡는 것이 정상세포라면 테두리가 흩어져 경계가 불분명해진 것이 암세포라고 할 수 있다. 세포에 구멍이 뚫리고 파괴되는 이유에 따라 유방암의 유형을 구분한다.

유방암의 유형

종류		발생 원인
A형 유방암		여성호르몬 수용체의 과증식
H형 유방암		사람표피성장인자 수용체 2형의 과증식
B형 유방암		A형과 H형의 원인 두 가지가 모두 적용되는 경우
삼중음성 유방암	기저 1형	암 억제 유전자 '브라카'의 선천적 이상
	기저 2형	• 표피성장인자 수용체가 과증식되거나 신경성장호르몬 수용체 또는 인슐린 성장호르몬 수용체가 과증식된 경우 • 포도당 대사에 이상이 있는 경우 • 근상피세포에 이상이 있는 경우
	중간엽형	상피중간엽 이행 현상이 일어나는 경우
	남성호르몬 수용체형	남성호르몬 수용체의 과증식

유방암의
유형을 알고
치료하세요!

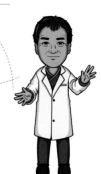

유방암의 치료 방법

수술적 치료 ▶

수술 방법	특징
유방전절제술	• 유방을 전체적으로 절제하는 방법이다. • 방사선 치료를 원하지 않거나 하지 못하는 경우, 종양이 커서 잔존 유방이 너무 적다고 생각되는 경우, 유방 맘모그램상에 미만성 석회가 있는 경우 등에 선택한다.
유방부분절제술 : 사분엽절제술	• 유두를 기준으로 하여, 유방의 암을 포함해서 암이 없는 영역까지를 방사형으로 절제하는 방법이다.
유방부분절제술 : 덩이절제술	• 암 조직이 없는 조직이 나올 때까지 동심원상으로 절제해가는 방법이다.
감시림프절 생검술	• 림프절의 전이 유무를 판독하여 암이 전이된 경우는 림프절 절제 범위를 더 넓히고, 그렇지 않은 경우에는 감시림프절 생검술만 진행한다.
림프절 곽청술	• 림프절의 절제 범위를 10개 이상으로 절제하는 수술 방법이다. • 감시림프절에서 이미 림프절의 전이가 있는 경우 혹은 술전 검사에서 림프절의 종대가 관찰이 되고 암의 전이가 의심되는 경우에 시행한다.

보조적 항암 화학 요법 ▶

◦ 수술 후 이미 유방 외로 전이되었을 수 있는 암세포를 없애 재발을 방지하기 위한 목적으로 시행한다.

◦ 단일제제에 의한 치료보다는 다제 병용 투여가 보다 효과적이다.

◦ 치료 효과와 부작용의 정도를 따져 최대한의 효과를 볼 수 있도록 계획한다.

보조적 방사선 치료 ▶

◦ 매체를 통하지 않고 에너지를 전달함으로써 유전자에 손상을 유도하고 유도된 손상으로 인해서 세포의 자멸괴사를 발생하게 하는 치료 방법이다.

◦ 미세하게 남아 있는 암세포를 억제하거나 없애서 재발을 방지하기 위해 시행한다.

◦ 특히 유방 보존술 후 방사선 치료는 대부분 필요하다.

보조적 항암 호르몬 요법 ▶

◦ 암에 대한 최초의 분자생물학적 표적 치료 방법이다.

◦ 유방암 환자의 70~80%에서 에스트로겐이 문제가 되는데, 타목시펜 등의 치료제가 에스트로겐과 결
합하여 암세포에 작용하지 못하도록 한다.

보조적 표적 치료 ▶

◦ 유방암의 특성에 맞추어서 치료를 개별화시킨다는 개념이다.

◦ 유방암 환자의 30% 정도는 표피성장인자수용체(HER2)의 과발현이 원인이 된 경우인데, 이에 대한 항
체를 만들어 수용체의 기능을 억제하는 방법이다.

◦ 허셉틴, 타이커브, 퍼제타 등의 약이 소개되어 있다.

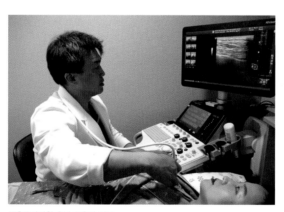

좋은문화병원 유방 초음파 검사

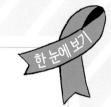

〖 유방 재건술과 마음 치유 〗

유방 재건술의 종류

광배근 즉시 유방 재건술 ▶ 등에 있는 광배근이라는 근육으로 유방 형태를 만들어준다.

복근을 이용한 재건술 ▶ 배에 있는 복직근이라는 근육으로 유방 형태를 만들어준다.

보형물 삽입술을 이용한 유방 재건술 ▶ 유방 재건술 중 가장 간단한 방법으로 영구 보형물을 삽입하는 것이다.

보형물 삽입술을 이용한 유방 재건-조직확장기 ▶ 1차로는 조직확장기를 삽입, 2차로 조직확장기를 제거한 뒤 영구 보형물로 교체하는 수술이다.

상실감 독려와 마음 치유

① 가족들에 대한 죄책감을 느끼지 말고 터놓고 대화를 나눈다.

② 완치에 대한 믿음과 긍정적인 생각을 갖고 행동한다.

③ 건강에 대한 의지와 자신감을 갖는다.

④ 남편이나 가족과 서로의 감정에 대해 솔직하게 대화를 한다.

⑤ 확신과 신뢰를 가지고 치료에 적극적으로 임한다.

유방암 예방과 관리를 위한 생활 습관

① 과음과 과식, 흡연에 주의한다.

② 하루에 3회 규칙적인 식사를 통해 체중 조절을 한다.(1일 권장 섭취 칼로리 1,800Kcal(50~64세) 1,600Kcal(65세 이상))

③ 하루 30분 이상 운동을 한다. 체중 조절을 위한 걷기라면 일주일에 5회 정도 걷기를 추천한다.

④ 완치에 대한 믿음을 가지고 정서적 안정을 취할 수 있는 취미를 찾는다.

⑤ 몸에 무리가 가지 않도록 적절한 휴식을 취한다.

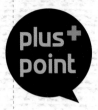

치료 후 정기 검진은 어떻게 받나요

대부분 재발은 수술 후 5년 이내에 발생하므로 수술 후 5년까지는 가능한 한 6개월에 한 번씩은 꼭 정기 검진을 받아야 합니다. 특히 5년 정도까지는 집중관리 구간이라고 해서 국가에서도 이를 적극 지원해주고 있습니다. 5년 이후에도 1년에 한 번씩은 검사를 시행하고, 그 중간에라도 전이를 의심할 만한 증상이 있다면 바로 검사를 시행해야 합니다.

좋은문화병원 유방암센터의 정기 검진 항목

검진 항목	검사를 통해 확인하는 것
이학적 검사	수술 부위나 반대쪽 유방의 만져지는 종물, 색깔 변화, 유두의 변화, 피부 함몰 등을 관찰하고 촉진한다.
유방 맘모그램과 유방 초음파	유방 맘모그램으로 미세석회 유무를 확인하고 유방 초음파 통해 국소재발 여부를 확인한다.
혈중 종양 표지자 검사	유방 암세포에서 분비된다고 알려진 CA15-3이라는 물질을 측정해서 암의 재발 여부를 확인한다.
혈중 간기능 검사	뼈와 간의 재발이 있을 시 증가한다고 알려진 알카라인포스파타아제라는 물질의 농도를 확인한다.
흉부 폐사진	폐의 전이 여부를 확인한다.
전신동위원소 뼈 촬영	뼈 전이 시 음영이 증가하는 영상학적 표시를 얻어서 뼈의 이상 유무를 알아보고자 한다.
간초음파 검사	유방암세포가 간에 전이되었는지 확인하고, 근처 복부 장기의 전이 여부도 간접적으로 확인할 수 있다.
뇌 촬영	뇌의 전이 유무를 확인한다.
펫(PET) 촬영	암세포가 포도당을 우선적으로 섭취하는 성질을 이용해서 암세포의 전신 전이 유무를 알기 위해서 촬영한다.

Q 01 검진 전에 준비해야 할 사항이 있나요?

대부분의 검사가 금식을 요하므로, 검사 전에 금식이 필요한지 꼭 체크하여 준비해 주셔야 합니다.

Q 02 건강 검진은 매번 모든 항목을 다 받아야 하나요?

유방암의 재발 부위는 동측 유방, 반대측 유방, 뼈, 폐, 간, 뇌입니다. 5년 동안은 6개월~12개월 단위로 건강 검진을 받아 이 부위에 집중합니다. 해당 부위 검사를 위해 주로 맘모그램, 유방 초음파, 뼈 스캔, 흉부 방사선 검사, 복부 초음파 등을 시행하게 됩니다. 그 이후에는 1년 단위로 유방 위주로 관리하며, 증상에 따라 검사를 추가하기도 합니다. 다만 병원마다 기준이 다소 다르므로 검진 기간이나 방법은 차이가 있을 수 있으니 참고해 주세요.

Q 03 건강 검진에 소요되는 시간이나 비용은 어느 정도인가요?

검사 종류에 따라 다르지만 모든 검사가 약 반나절 내에 이루어집니다. 또한 수술 후 5년간은 국가의 암보험 정책에 의해 본인 부담금이 5% 정도이므로 비용 부담이 적은 편입니다.

좋은문화병원 유방암센터
GOODMOONHWAHOSPITAL BREAST CANCER CENTER

좋은문화병원 유방암센터는 암의 조기 발견과 진단, 암 수술 및 항암 치료, 수술 후 관리 등 환자중심의 원스톱 케어 진료시스템을 운영하고 있습니다. 특히 종합병원이라는 특성을 살린 다양한 진료인프라(내분비내과, 성형외과, 산부인과, 정신건강의학과 등)를 바탕으로 다학제적 치료가 가능합니다. 더불어 '고객지향문화, 환자중심병원'이라는 슬로건 아래 정확한 치료뿐만 아니라 환자의 마음까지 치유하는 품격 있는 의료서비스를 제공하고 있습니다.

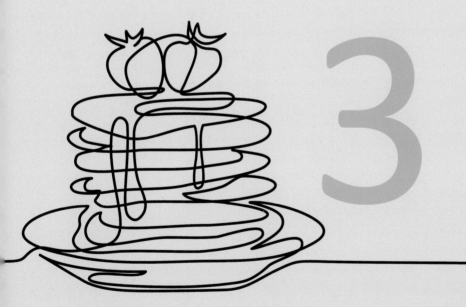

3

유방암,
미리미리
음식으로 다스린다

유방암 관리 및 예방을 위한 영양소

유방암 치료 중에는 식욕이 없고 음식을 섭취하는 데에도 어려움을 겪을 수 있습니다. 하지만 치료 후 몸을 회복하고 치료 효과를 높이기 위해서는 균형 잡힌 영양소를 섭취하는 것이 무척 중요합니다. 규칙적인 식사를 통해 나에게 필요한 영양 상태를 유지하고, 꾸준한 운동으로 적절한 체중 조절을 해야 합니다. 유방암 관리를 위해 꼭 섭취하면 좋은 영양소를 살펴보고 내 몸에 맞는 건강한 식단도 함께 찾아보겠습니다.

비타민이 필요한 이유

유방암 환자는 비타민 중에서도 특히 비타민 C를 많이 섭취하는 것이 좋다. 비타민 C는 우리 몸에서 암세포와 대항하는 항암제의 역할을 한다고 해도 될 만큼 암세포에 작용하는 기전이 다양하기 때문이다. 비타민 C는 암세포의 에너지원을 차단하며, 항산화 작용을 하여 세포를 보호한다. 또한 우리 몸에서 암세포가 전이하기 위해서는 세포벽을 허물고 이동하기 위한 준비를 하게 되는데, 세포벽을 구성하는 물질에 문제가 생기면 당연히 전이하기가 쉬워진다. 그런데 비타민 C는 세포 주위의 콜라겐 합성을 활발하게 하여 세포벽을 튼튼하고 견고하게 하는 역할을 돕는다.

그 외에도 비타민 D는 암세포에 대한 면역성을 높여 유방암의 위험성을 25% 정도 낮춰준다. 우리 몸에서는 햇볕을 통해 비타민 D를 합성하는데 현대인들은 햇볕 쬐는 시간이 부족하여 비타민 D가 결핍되어 있는 경우가 많다. 캐나다를 포함한 일부 국가에서는 일광 시간이 짧기 때문에 비타민 D가 함유된 음식을 먹을 것을 나라에서 권장하기도 한다. 또한 비타민 A는 유방암세포의 성장을 억제하고 유방암 발생을 감소시키는 데 도움을 준다.

비타민 C가 풍부한 식재료

오렌지, 귤, 키위, 사과, 레몬, 풋고추, 양배추, 감자, 양파, 피망, 파프리카, 브로콜리 등이 있다. 특히 대부분 과일과 채소의 껍질이나 뿌리에는 영양이 더욱 풍부하다. 예를 들어 감자한 알을 껍질째 먹으면 사과의 세 배에 이르는 비타민 C를 섭취할 수 있다.

비타민 D가 풍부한 식재료

목이버섯, 표고버섯, 연어, 참치, 고등어 외 등푸른 생선, 달걀노른자 등이 있다. 특히 지방이 풍부한 생선들에 비타민 D가 많이 함유되어 있다. 일부 버섯들 역시 사람과 마찬가지로 햇볕으로 비타민 D를 만들어내기 때문에 충분한 비타민 D를 함유하고 있다.

비타민 A가 풍부한 식재료

당근, 시금치, 토마토, 상추 등이 있다.

면역력이 필요한 이유

면역력은 내 몸을 지키는 기본적인 힘이다. 우리가 감기에 걸리는 것은 바이러스가 내 몸의 면역 체계를 피해서 증식하고 염증 반응을 일으키기 때문이다. 그러면 우리 몸에서는 열이 나면서 항체를 형성하게 된다.

그런데 암은 바깥에서 들어온 바이러스가 아니기 때문에 몸에서 이물질이라고 인식하기 어렵다. 그래도 암이 일정 정도 이상 자라게 되면 우리 몸의 정상적인 기능에 장애가 생기므로 면역 체계가 제거해 주어야 하는데, 암세포는 면역 체계에 대한 억제 기능을 가지고 있다. 그래서 암을 이겨내기 위해서는 면역력을 키우는 것이 중요하다.

2018년 노벨 생리의학상은 이 기전을 밝혀낸 연구에 수여되었다. 그만큼 현대의 암세포 연구는 면역치료제 개발에 주력하고 있다고 해도 과언이 아니다. 유방암과 관련된 면역억제물질은 PD-1 , CTLA-4이다. 여기서 PD-1이라는 물질이 면역세포의 작동을 억제하는 역할을 한다. CTLA-4도 비슷한 기전으로 면역체계를 마비시킨다. 치료 약제는 이런 억제물질을 막아내는 기전으로 개발되고 있다.

면역력을 높여주는 식재료
마늘, 생강, 양파, 강황, 낫토, 청국장, 콩, 현미, 인삼, 고추, 바나나, 표고버섯 등이 있다. 면역력은 결국 우리 몸이 전체적으로 정상적인 시스템으로 돌아갈 수 있도록 도와주는 것이다. 따라서 면역력에 좋은 음식만을 집중적으로 먹기보다 몸에 유익한 음식들로 균형 잡힌 식습관을 갖는 것이 좋다.

염증 관리가 필요한 이유

암 치료에서 가장 어려운 부분은 바로 전이를 예방하는 것이다. 유방암도 암세포가 다른 기관에까지 퍼지게 되면 치료가 훨씬 어려워진다. 전이는 여러 단계로 이루어지는데 그 시작 단계에서 상피중간엽 이행 현상이 일어나게 된다.

암세포가 전이될 때 자기 자리를 이탈해서 다른 조직으로 이행하기 위해서는 중간엽으로 변해야 한다. 이 변화를 일으키고 부추기는 역할을 하는 게 바로 트롬복산이라는 물질이다. 그런데 염증이 있는 환경에서는 트롬복산의 분비가 증가된다. 즉, 암세포의 전이가 쉬워지는 환경이 만들어지는 것이다.

염증 관리가 중요한 이유가 여기에 있다. 암 환자가 잦은 감기를 앓고 자주 상처를 입는 것은 피해야 한다. 물론 염증 반응은 감염 상태를 회복하기 위한 정상적인 반응이지만, 지나친 작용은 세포나 조직 손상으로 이어져 다양한 부작용을 일으킨다.

염증 개선에 좋은 식재료
귀리, 블루베리, 마늘, 아몬드, 녹차, 시금치 등은 항암 효과가 탁월하다고 알려졌을 뿐 아니라 염증을 개선하는 데에도 좋다. 꿀, 양파, 강황, 들기름, 생강, 파인애플, 양배추, 호두 등도 염증 개선에 도움이 된다.

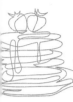

유방암을 이기는 식탁

사실 유방암을 무조건 예방하거나 완치시켜 준다고 할 수 있는 '식재료의 정답' 같은 것은 없습니다. 하지만 유방암은 체내 지방이나 식습관, 흡연 등 생활 습관과 밀접한 관계를 보이는 질병인 만큼 예방과 관리를 위해서 내 몸에 필요한 음식과 그렇지 않은 음식을 구별해 섭취하는 것이 도움이 되지요. 특히 많은 유방암 환자들이 치료 과정을 거치며 식욕이 떨어지거나 신체적으로 지치는 경우가 많습니다. 이때 균형 잡힌 식사를 통해 영양 관리를 하는 것은 내 몸에 활력을 줄 뿐만 아니라 정신적으로 우울감을 해소하는 데에도 도움을 줍니다. 그러니 다양한 식재료와 건강한 식단으로 좀 더 '맛있게' 유방암을 이겨내는 방법을 알아보겠습니다.

건강한 식사 원칙

유방암의 위험을 감소시키기 위해 권고하는 대표적인 원칙은 ① 규칙적인 신체 활동과 체중 조절 ② 채소와 과일이 풍부한 식단 관리 ③ 알코올 섭취 자제라고 할 수 있다.

기본적으로 튀김이나 칩, 아이스크림 같은 고열량 식품의 섭취를 줄이고 세 끼 식사 모두 다양한 과일과 채소를 섭취해야 한다. 채소와 과일은 하루에 400~500g 이상의 섭취를 권장한다. 탄산음료나 과일 주스는 100% 과일이 아니라면 가당이 포함된 식품이기 때문에 섭취를 자제하고 가능한 한 가공하지 않은 그대로를 먹는 게 좋다.

소고기, 돼지고기 등의 붉은 고기의 섭취를 줄이고 어류나 가금류 섭취를 권장하며, 붉은 고기를 먹더라도 기름기가 적은 부분을 골라 소량으로 먹도록 하자.

또한 음주는 반드시 제한해야 한다. 암 치료 환자는 물론 예방을 위해서도 남성은 하루 2잔, 여성은 하루 1잔(맥주 354ml 기준) 정도를 권장한다. 당연한 이야기지만 한 번에 몰아 마시는 폭음은 절대 금물이다.

TIP 건강 보조제

여러 가지 식품으로 섭취하는 영양제를 건강 보조제로 대체할 수 있을까? 여러 가지 연구에 의하면 건강 보조제를 통해 근본적으로 암 위험을 감소시킨다고 보기는 어렵다. 특히 식품 그 자체는 특정 영양소뿐 아니라 다른 이로운 성분이 복합적으로 작용하는 것이기 때문에 건강 보조제가 이를 완전히 대체할 수 없는 것이다. 건강 보조제는 1일 영양소 권장량을 초과하지 않는 선에서 적절히 도움을 받는 정도로 여기는 것이 좋다.

유방암 치료를 돕는 식재료

✚ 노니

감자 모양을 하고 있는 열대 식물로 보통 인도뽕나무나 치즈과일
이라고도 불린다. 노니에 함유된 제로닌이라는 물질이 항염 작
용에 도움을 주어 암세포 전이를 막는 데 도움이 된다. 그 외에도
노니는 아답토젠이라는 물질을 함유하여 스트레스에 대한 신체 반응을 완화시키고, 안
드라퀴논이라는 물질이 통증 완화, 소염 작용을 하기도 한다.

✚ 차가버섯

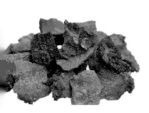

북위 45도 이상 추운 지역에서 자라는 버섯이다. 베타글루칸이 풍부
하여 면역력 향상에 도움이 되며 염증 억제, 항산화 효과가 뛰어나 '천연
암 치료제'라 불리기도 한다. 기력 보충이나 피로 회복에도 도움이 된다.
주로 미지근한 물에 우려내어 차로 마신다.

✚ 브로콜리

브로콜리는 항암 효과가 있는 대표적인 식재료 중 하나다. 비타민 C가
오렌지보다 더 풍부하고 면역력 향상에도 좋다. 이왕이면 유기농으로 재배한
것을 선택하는 것이 항암 기능을 하는 식물성 화합물 함유량이 높아 더욱 도움이 된다.

✚ 강황

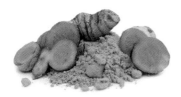

카레의 주재료로 밝은 노란빛을 띠는 강황은 건강에 좋은
음식으로 익히 알려져 있다. 강황에 들어 있는 커큐민이라는

성분이 특히 암세포의 발현 경로를 차단하고 전이를 막아주며 강력한 항산화제 역할을 한다. 강황은 카레 외에도 쌀이나 콩, 달걀 요리 등에 다양하게 활용할 수 있다.

✚ 현미

현미는 비타민과 섬유질이 풍부하고 유해물질의 흡수를 막아주는 효과가 있다. 콜레스테롤을 감소시키고 혈액순환을 촉진하기 때문에 혈관질환의 개선에도 도움이 된다. 또한 현미에 함유된 피틴산은 강력한 항산화작용을 하고 우리 몸의 유해물질을 배출하기 때문에, 유방암 환자의 경우 백미보다 현미밥을 권장한다.

✚ 블루베리

블루베리와 같은 보라색 음식에 주로 함유되어 있는 안토시아닌은 가장 강력한 항산화 작용을 하는 성분이라고 알려져 있다. 암세포의 증식과 전이를 억제하고 면역력 향상에 기여할 뿐 아니라 염증을 줄여주는 효과도 있다. 블루베리뿐 아니라 안토시아닌을 많이 함유한 가지, 자색 고구마, 검은 콩 등을 먹는 것도 좋다.

✚ 양파

양파는 비타민 C를 하루 권장량의 20% 가량 함유하고 있을 만큼 비타민이 풍부하다. 양파에 함유되어 있는 케르세틴 성분이 발암 물질의 전이를 막아주기 때문에 항암 효과도 뛰어난 식재료 중 하나이다.

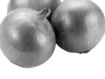

✤ 마늘

S-알리시스테인이라는 항암 성분이 들어 있는 마늘은 그대로 섭취하는 것보다는 찌거나 삶아서 먹는 것이 항암 효과에 더욱 좋다. 다만 고온에서 조리하거나 열에 노출되는 시간이 길면 항암 성분이 분해될 수 있으니 단시간에 빠르게 조리하거나 밥에 넣어 마늘 밥을 해먹는 것도 추천한다.

✤ 올리브 오일

올리브 오일이 다량 함유된 음식을 주로 먹는 지중해 지역 사람들은 유방암과 심장병 발병 위험이 낮다는 사실은 잘 알려져 있다. 올리브 오일에 들어 있는 올레산이라는 성분이 종양을 형성하는 유전자를 억제하고 항암 효과를 일으킨다. 또한 유방암 치료제 중 하나인 허셉틴의 약효를 증진시키는 효과가 확인되기도 했다.

✤ 등푸른 생선

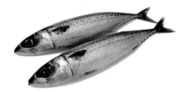

고등어나 꽁치, 전어, 방어, 참치 등 등푸른 생선은 불포화지방산이 풍부하여 콜레스트롤 수치를 낮춰주는 효과가 있다. 특히 양질의 지방인 오메가 3가 풍부하기 때문에 지방의 섭취를 등푸른 생선으로 대체하는 것이 암 억제에 도움이 되었다는 연구 결과도 있다.

> **TIP 영양소는 골고루 섭취하자**
>
> 어떤 좋은 성분이 들어 있다고 해서 그 음식만으로 내 몸에 필요한 영양소를 모두 채울 수는 없다. 항암 효과가 있는 유익한 식재료를 알아두되, 한 가지 음식에 집중하기보다는 매일 다양한 음식을 골고루 먹도록 하자. 여러 가지 영양소를 섭취할 수 있는 식재료를 조합하고 건강한 조리 방법을 응용하면 매일 즐겁고 다양한 식탁을 꾸려나갈 수 있을 것이다.

유방암 치료와 예방을 위한 조리법

같은 식재료라 해도 조리법에 따라 영양소의 섭취량이 달라지기도 한다. 예를 들어 브로콜리는 익혀 먹으면 썰포라판이라는 항산화 성분이 파괴되므로 생으로 먹거나 살짝만 데치는 것이 좋다. 하지만 토마토는 생으로 먹을 때보다 오히려 기름에 살짝 익히면 항암 성분을 약 30% 가량 더 섭취할 수 있다는 연구 결과가 있다. 다만 기름을 사용할 때도 종류에 유의하자. 기름은 올리브 오일을 주로 사용하는 것이 좋지만, 엑스트라 버진 올리브 오일은 발연점이 낮기 때문에 오래 가열하면 오히려 발암물질을 만들 수 있다.

대부분의 암 환자에게는 동물성 지방의 섭취보다는 채소나 과일 위주의 식단이 좋으며 단백질과 철분을 충분히 섭취하기를 권장한다. 또한 백미보다는 현미밥으로, 달고 짜고 매운 음식보다는 채소, 과일, 콩류 위주로 식사하는 것이 좋다. 이때 채소는 너무 오래 삶으면 비타민이 소실될 수 있으니 유의해야 한다. 영양소를 보존하기 위해서는 찜으로 먹거나 생채소를 섭취하는 것도 추천한다.

특히 햄, 소시지, 베이컨 등의 육가공 식품은 섭취는 줄여야 한다. 특히 숯불에 직접 구운 음식은 탄 부위에서 발암 물질이 발생하기 때문에 자제하는 것이 좋다. 같은 고기라도 불에 굽거나 튀기는 것보다는 삶거나 끓여 보쌈처럼 먹을 수 있는 조리법을 권한다.

또한 설탕의 과한 섭취는 암세포에게 에너지를 주는 결과가 될 수 있어 양념으로 많이 사용하지 않는 것이 좋고, 자극적인 양념 대신 마늘과 생강 등의 간단한 양념을 사용하자. 또한 밀가루가 주로 쓰이는 과자나 빵보다 과일 등을 디저트로 즐기는 것이 좋다.

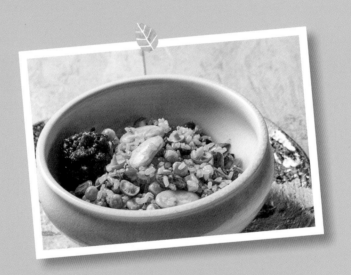

유방암 예방과 관리에 좋은 레시피 50

유방암
(A형, B형, H형, 삼중음성형)에
좋은 요리

유방암을 치료, 예방하기 위해서는 고지방, 고칼로리를 자제하고

유기농으로 기른 건강한 식재료를 사용하여

섬유질, 단백질, 유산균 등이 풍부한 식단을 선택하는 것이 좋다.

그렇다고 식탁이 마냥 심심하고 단조로울 필요는 없다.

유방암을 이기기 위해 권장할 만한 다채로운 식단을 살펴보자.

마늘쫑 닭고기초

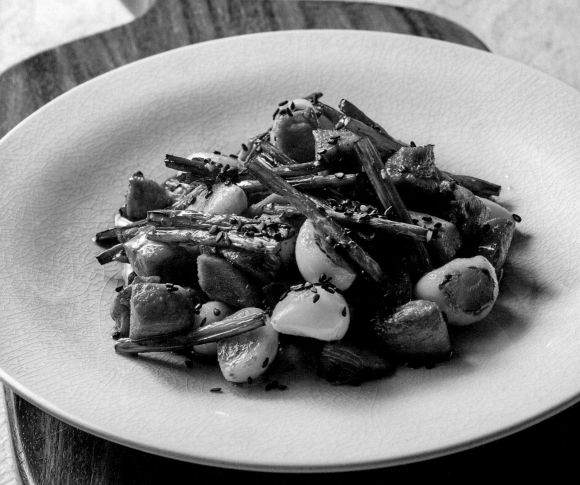

마늘
염증

닭가슴살
단백질

2인분, 조리시간 30분

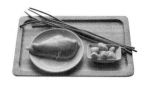

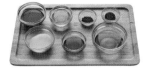

주재료

마늘쫑 · 30g

닭가슴살 · 1개

마늘 · 10알

양념

올리고당 · 3큰술

올리브 오일 · 1큰술

통깨 · 1큰술

간장 · 2큰술

자일로스 설탕 · 1/2큰술

후추 · 1/2작은술

참기름 · 1/2큰술

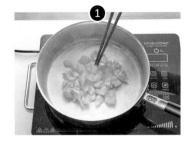

닭가슴살은 2×2cm로 썰어 끓는 물에 한 번 데친다.

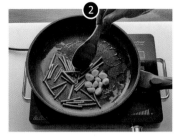

프라이팬에 3cm로 썬 마늘쫑과 통마늘을 올리브 오일에 볶는다.

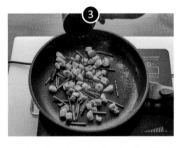

❷에 ❶을 넣고 올리고당, 참기름을 제외한 모든 분량의 양념을 넣고 조리며 볶는다.

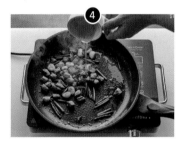

올리고당과 참기름을 넣고 강불에서 한 번 더 볶는다.

 조리 포인트

'초'라는 이름의 음식은 윤기 나게 조린 음식을 뜻한다.

시금치, 콩, 현미밥

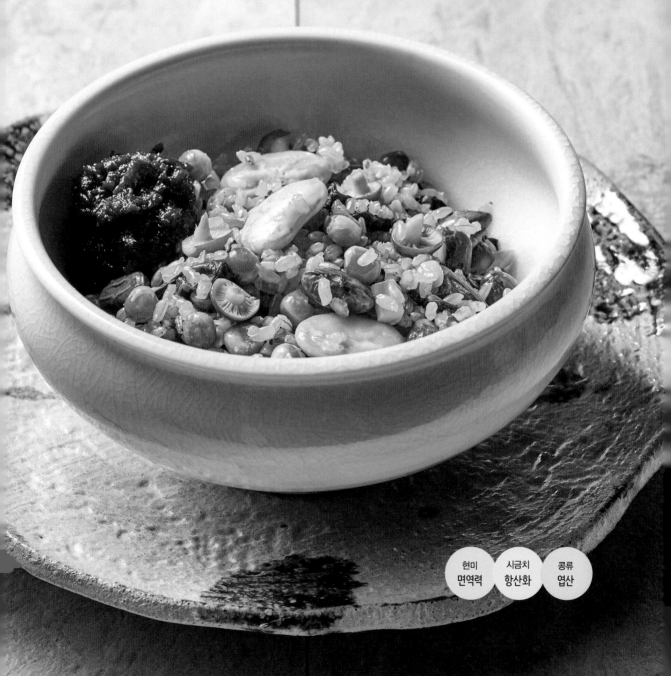

현미
면역력

시금치
항산화

콩류
엽산

2인분, 조리시간 50분

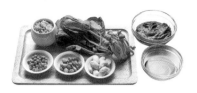

주재료

현미 · 160g

작두콩 · 30g

완두콩 · 10g

호랑이콩 · 15g

시금치 · 40g

만가닥 버섯 · 40g

양념

쌈장 · 20g

올리브 오일 · 2큰술

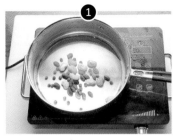

콩들은 삶아서 완전히 익힌다.

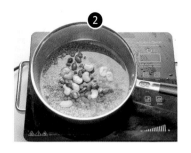

현미쌀과 콩을 냄비에 넣어 물을 붓고 강불에서 10분, 중불에서 15분간 끓여 밥을 짓는다.

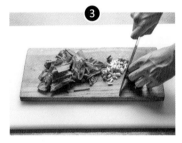

❷에 큼직하게 썬 시금치, 잘게 자른 만가닥 버섯을 넣어 약불에서 15분간 익히고 10분간 뜸을 들인다.

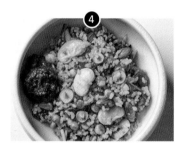

쌈장, 올리브 오일을 넣어 맛있게 비벼 먹는다.

 조리 포인트

시금치는 데쳐서 비빈 밥을 감싸 쌈으로 싸서 먹어도 좋다.

검정 달걀말이

달걀
단백질

김
비타민

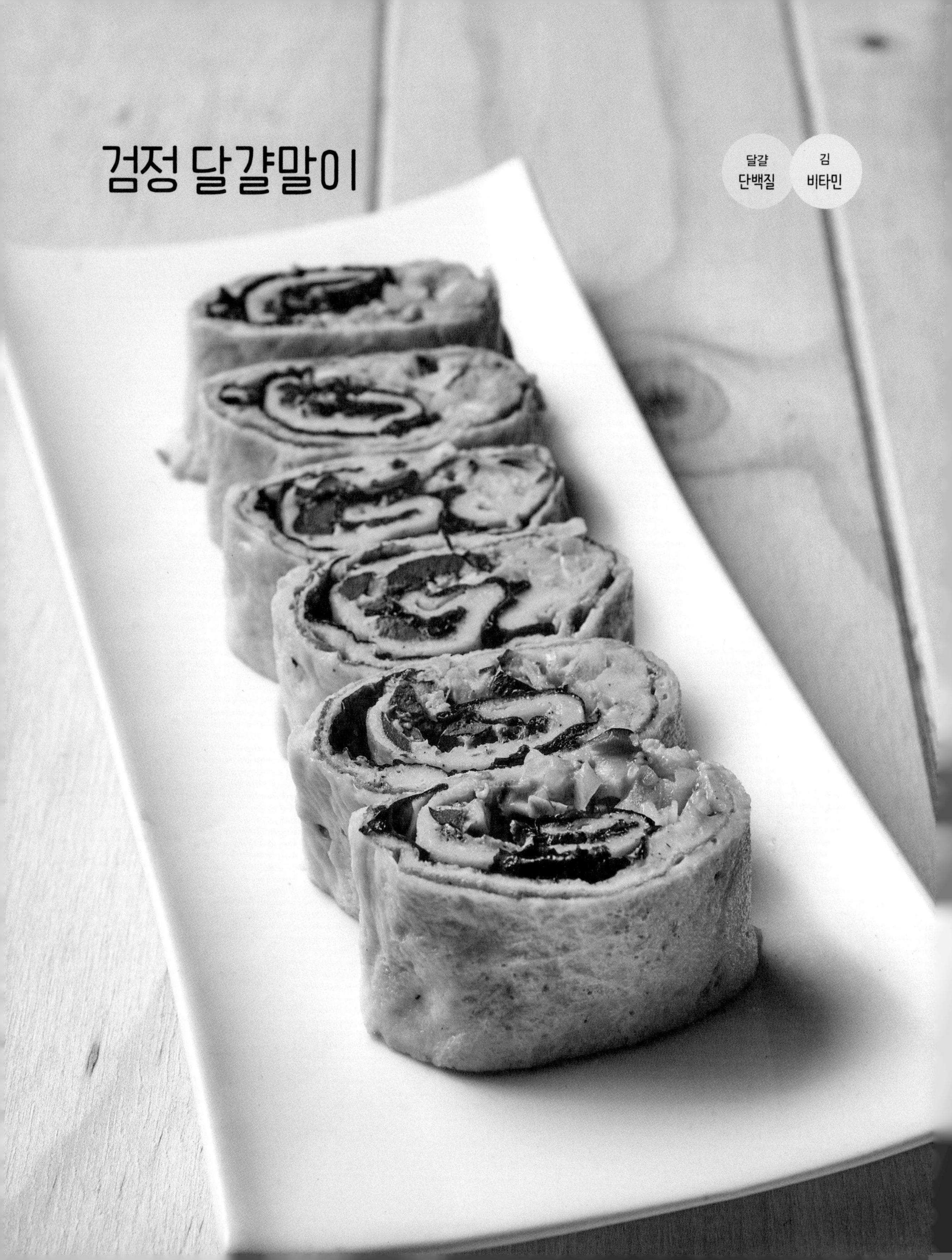

2인분, 조리시간 10분

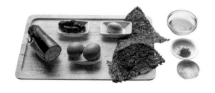

주재료

달걀 · 3개

가지 · 1/4개

블랙 올리브 · 10알

김 · 1장

샬롯 · 1개

양념

올리브 오일 · 1큰술

소금 · 1작은술

후추 · 1작은술

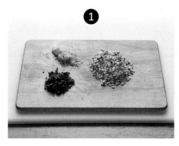

① 달걀은 소금, 후추를 넣어 잘 풀고, 가지는 속을 제거하여 잘게 썰고 샬롯과 블랙 올리브는 다진다.

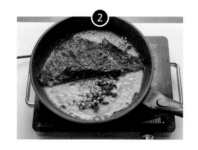

② 프라이팬에 올리브 오일을 두르고 달걀을 붓고 어느 정도 익으면 ①의 재료를 넣고 김을 올린다.

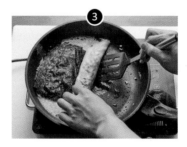

③ 달걀이 떨어지지 않게 밀면서 만다.

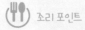
조리 포인트

달걀말이를 할 때 중불을 유지하며 익혀야 팬에 달라붙지 않는다.

바지락 시금치 녹미 리소토

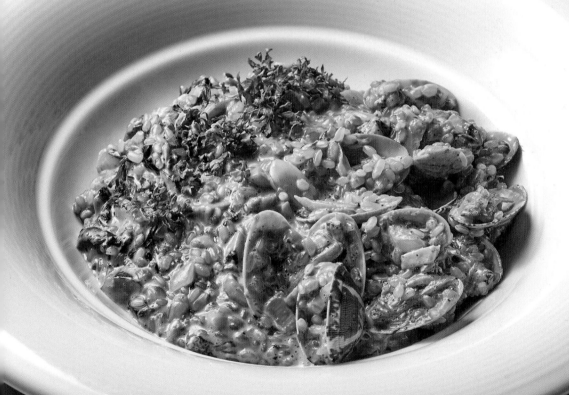

바지락
항산화

시금치
항산화

양파
염증

2인분, 조리시간 40분

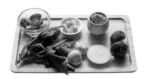

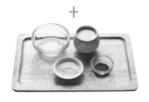

주재료

바지락 · 10개

시금치 · 30g

양송이버섯 · 2개

양파 · 1/3개

녹미 · 200g

표고버섯 · 2개

마늘 · 5알

양념

두유 · 4컵

올리브 오일 · 5큰술

소금 · 1큰술

후추 · 1작은술

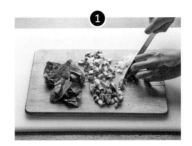

양송이버섯, 양파, 시금치, 표고버섯은 먹기 좋은 크기로 썬다.

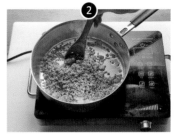

프라이팬에 오일을 두르고 바지락과 마늘을 넣고 볶다가 녹미를 넣는다.

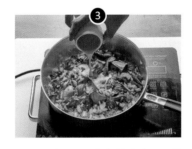

❷에 ❶을 넣고 살짝 볶다가 두유를 세 번에 나눠 부으며 볶는다.

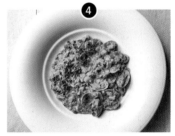

녹미가 익으면 그릇에 담는다.

 조리 포인트

리조또는 미음과 밥의 중간 정도 농도가 적당하다.

닭가슴살 고구마 강정

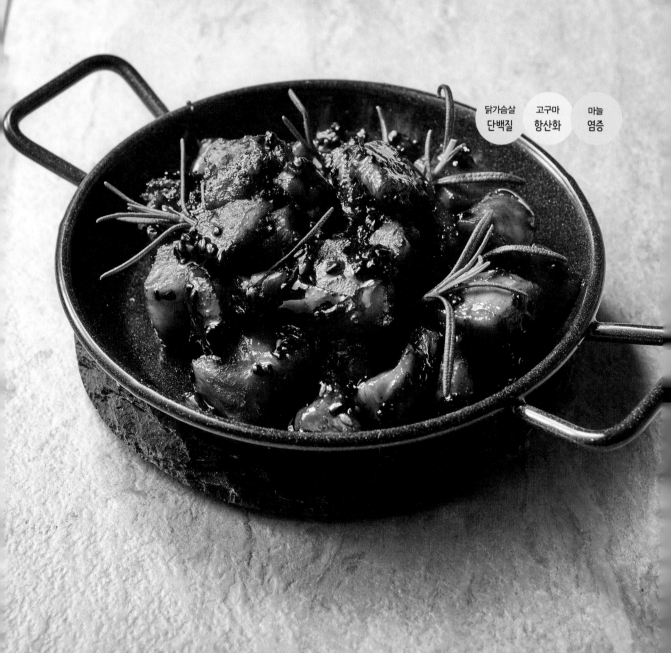

닭가슴살
단백질

고구마
항산화

마늘
염증

2인분, 조리시간 30분

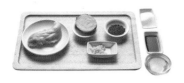

주재료

닭가슴살 · 1개

고구마 · 1/2개

흑임자 · 1큰술

다진 마늘 · 1큰술

양념

올리고당 · 4큰술

자일로스 설탕 · 3큰술

간장 · 2큰술

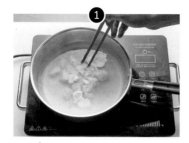

닭가슴살은 2×2cm로 잘라 끓는 물에 데친다.

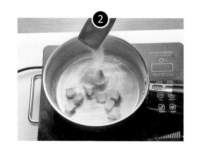

고구마는 2×2cm로 잘라 냄비에 넣고 고구마가 잠길 정도로 물을 붓고 자일로스 설탕을 넣어 강불에서 조린다.

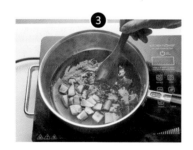

❷의 물이 1/3 정도 남았을 때 닭가슴살과 모든 재료를 넣고 강불에서 계속 조려 익힌다.

 조리 포인트

땅콩과 호두와 같은 견과류를 곁들여도 좋다.

무만두

소고기
단백질

무
면역력

마늘
염증

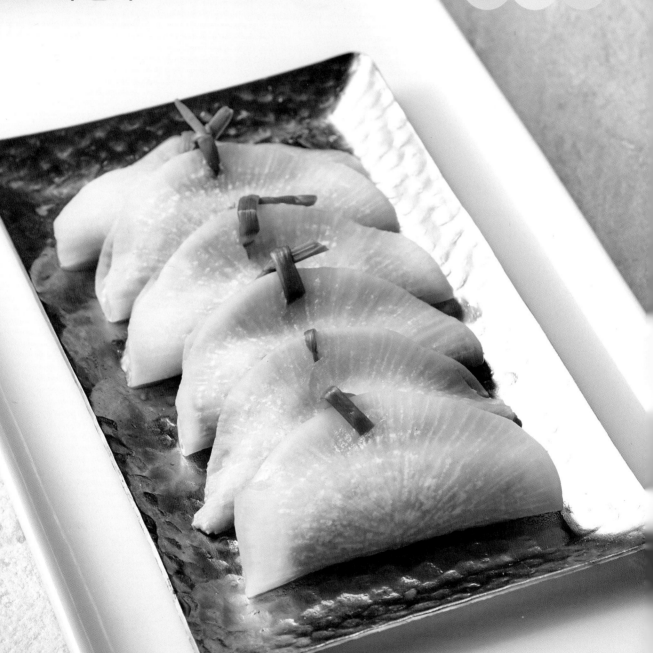

2인분, 조리시간 40분

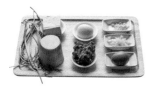

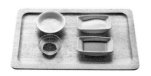

+

주재료

소고기 간 것 · 40g

무 · 240g

미나리 · 20g

양파 · 20g

달걀 · 1개

두부 · 1/4모

다진 마늘 · 1큰술

다진 대파 · 1큰술

양념

소금 · 3큰술

후추 · 1/3작은술

간장 · 1작은술

자일로스 설탕 · 2작은술

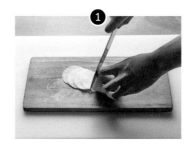

무는 최대한 얇게 썰어 소금에 절인다. 이때 무는 접었을 때 휠 정도로 절인다.

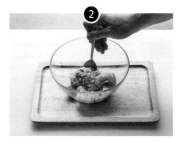

소고기 간 것와 달걀, 두부, 다진 마늘, 다진 대파, 다진 양파, 소금 1큰술, 후추, 간장, 자일로스 설탕을 모두 넣고 치대어 만두 속재료를 만든다.

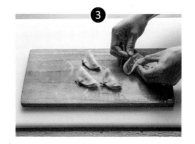

무를 접어 겹쳐지는 끝부분에 구멍을 뚫고 무 사이에 ❷의 속재료를 넣은 후 구멍 사이로 데친 미나리를 넣어 묶는다.

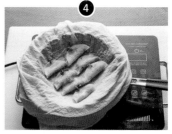

❹를 20분간 찜기에서 찐다.

 조리 포인트

별미 만두로 더운 날씨에 먹기 좋은 만두다. 겨자 소스를 곁들여도 좋다.

여러 가지 콩자반 쌈밥

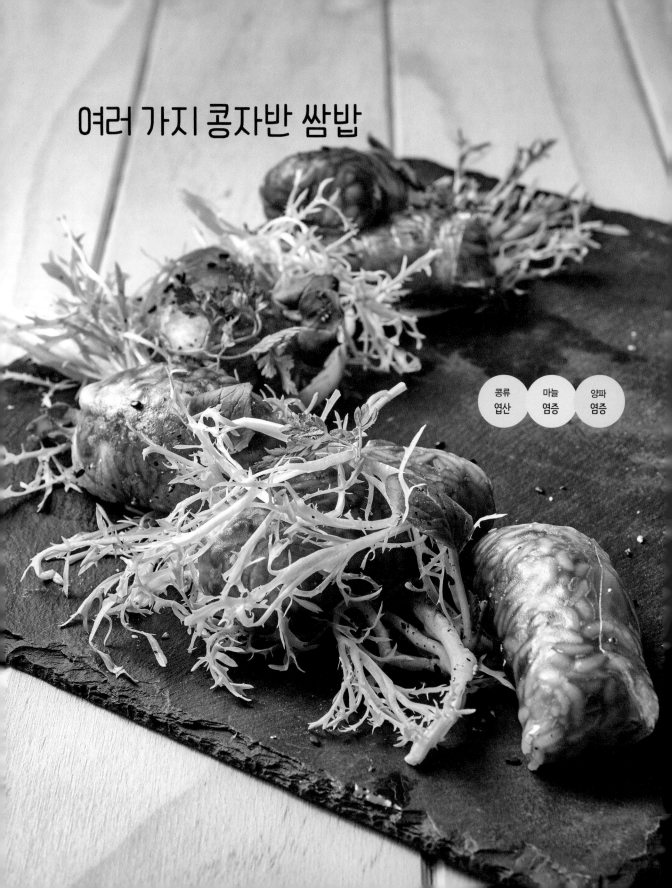

콩류
엽산

마늘
염증

양파
염증

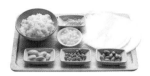

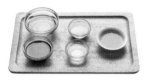

주재료

밥 · 200g

작두콩 · 50g

강낭콩 · 40g

매화콩 · 30g

월남쌈 · 10장

다진 마늘 · 1큰술

다진 양파 · 2큰술

양념

올리브 오일 · 3큰술

간장 · 4와 1/3큰술

자일로스 설탕 · 2와 1/3큰술

참기름 · 1큰술

올리고당 · 1큰술

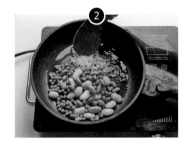

① 콩류는 물에 삶는다.

② 팬에 올리브 오일을 두르고 마늘, 양파, 콩을 볶다가 간장, 자일로스 설탕, 올리고당을 넣고 강불에서 볶는다.

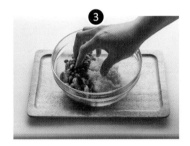

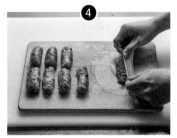

③ 볼에 밥을 넣고 **②**와 참기름을 넣어 비빈다.

④ 월남쌈을 따뜻한 물에 담가 흐물해지면 **③**을 넣고 말아서 완성한다.

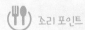 조리 포인트

월남쌈 안에는 입맛에 맞는 채소나 소스를 넣어도 좋다.

연포탕

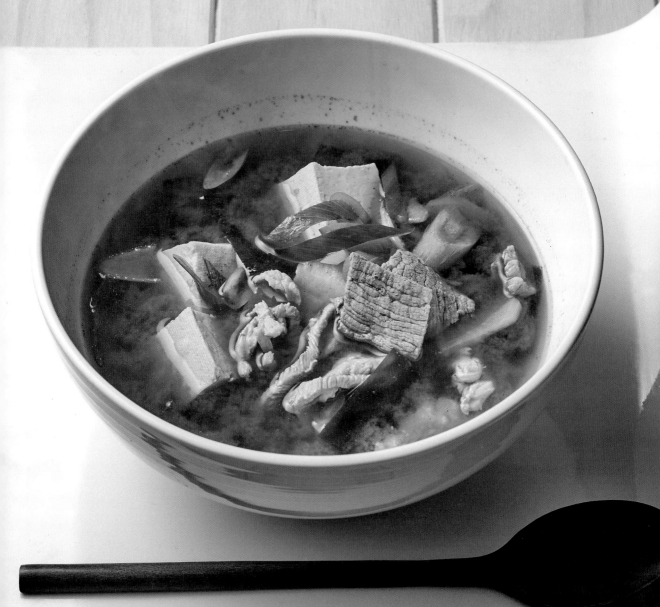

2인분, 조리시간 35분

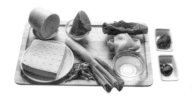

주재료

소고기 · 100g

닭가슴살 · 100g

두부 · 1모

무 · 200g

다시마 · 20g

멸치 · 10g

대파 · 70g

물 · 10컵

양념

된장 · 100g

고추장 · 30g

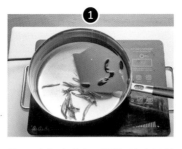

물 10컵에 다시마, 멸치를 넣어 20분 간 끓인 후 건져내고, 다시마는 한 입 크기로 자른다.

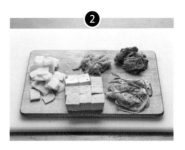

소고기와 무는 3×3×0.2cm, 두부는 3×3×3cm로 썰고, 대파는 어슷 썰고, 닭고기는 채 썬다.

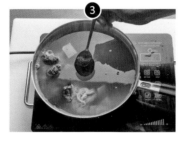

❶에 ❷의 소고기, 무, 닭고기, 된장과 고추장을 넣고 거품을 걷어내며 끓인다.

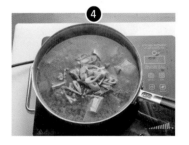

❷의 대파와 두부를 넣고 5분간 더 끓인다.

 조리 포인트

연포탕은 원래 낙지가 아닌 부드러운 두부가 들어간 탕을 뜻한다.

소고기 두부찜

두부
면역력

소고기
단백질

양파
염증

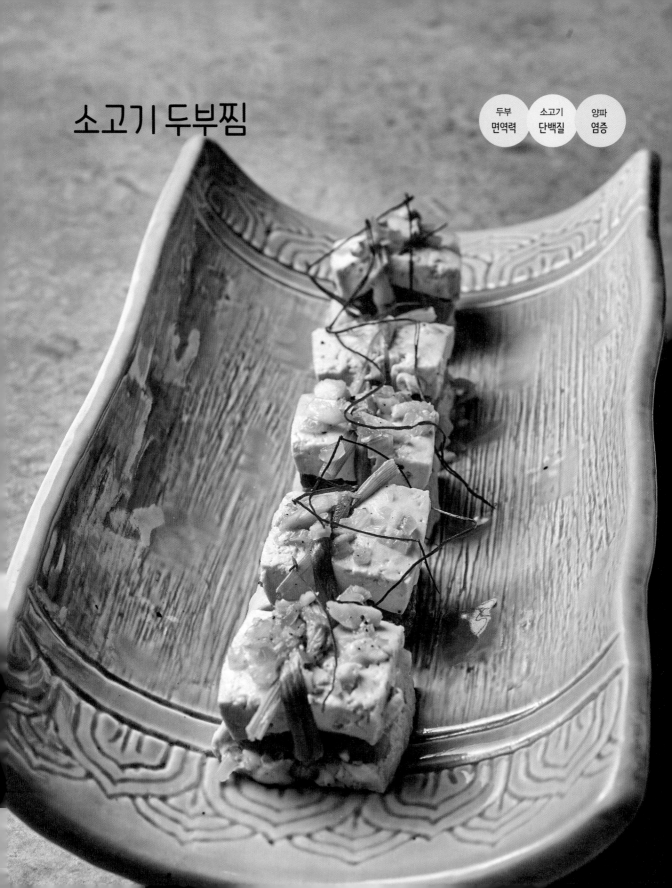

2인분, 조리시간 30분

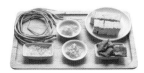

+

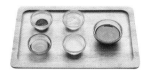

주재료

소고기 · 60g

두부 · 180g

미나리 · 30g

다진 파 · 1큰술

다진 마늘 · 1큰술

다진 양파 · 1큰술

양념

간장 · 10g

자일로스 설탕 · 1큰술

참기름 · 1큰술

소금 · 1작은술

후추 · 약간

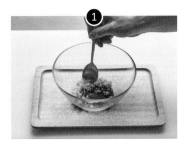

분량의 양념 재료에 다진 마늘, 다진 양파를 섞어 양념장을 만든다.

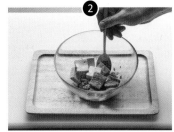

두부는 두께 1cm, 고기는 두께 0.5cm로 편 썰어 ❶에 재운다.

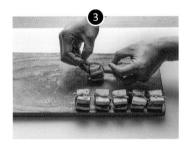

미나리의 굵은 부분은 반으로 갈라 살짝 데쳐 찬물에 헹군 뒤 두부, 고기, 두부 순으로 쌓고 미나리로 사방을 묶는다.

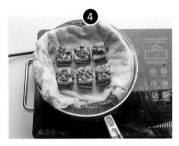

❸을 10분간 찐다.

 조리 포인트

· 소고기 두부찜은 전골을 먹을 때 고명으로 사용해도 좋다.

· 두부 사이의 고기를 좋아하는 해산물로 대체하여도 좋다.

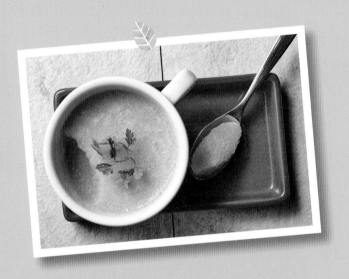

유방암 예방과 관리에 좋은 레시피 50

비타민 섭취에
좋은 요리

비타민은 유방암 환자들이 필수로 섭취해야 하는 중요 영양소 중 하나다.

특히 비타민 C는 암세포로부터 우리 몸을 보호하는 역할을 할 뿐만 아니라

면역력을 높여 우리 몸이 스스로를 치유할 수 있도록 힘을 키워준다.

유방암 재발률을 낮추는 데에도 도움이 되므로 치료 및 예방을 위해

꾸준히 섭취하는 것이 좋다.

브로콜리 타락죽

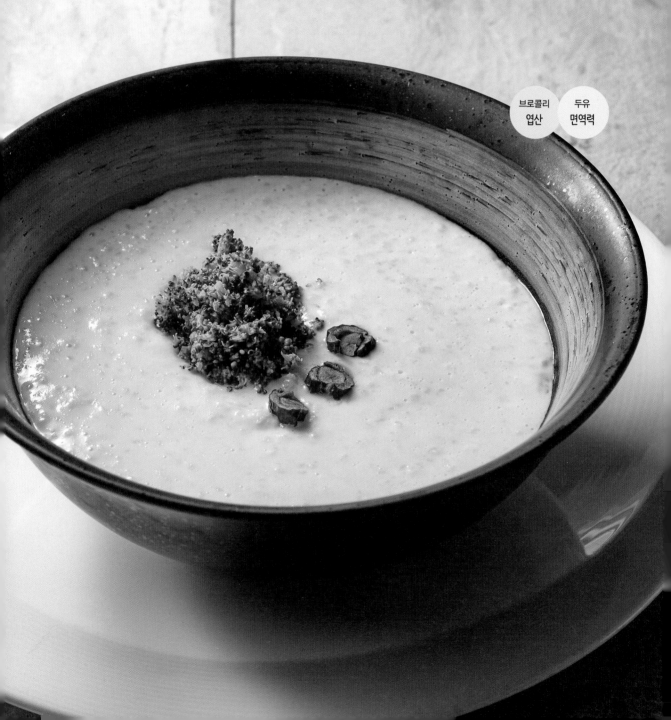

2인분, 조리시간 40분

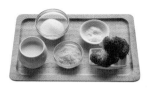

주재료

두유 · 4컵

쌀가루 · 1/2컵

브로콜리 · 50g

양념

소금 · 1/2큰술

자일로스 설탕 · 1큰술

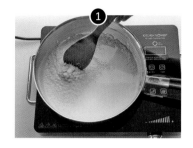

① 냄비에 두유 2컵과 쌀가루를 넣어 약불에서 천천히 저으며 끓인다.

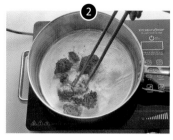

② 브로콜리는 끓는 물에 살짝 데친 후 찬물에 바로 식혀 다진다.

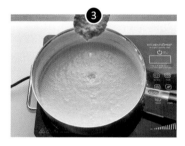

①에 나머지 두유를 넣어 계속 젓다가 어느 정도 걸쭉한 죽 농도가 되면 소금과 자일로스 설탕을 넣어 간을 맞춘다.

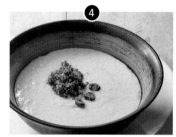

③을 그릇에 담고 브로콜리를 위에 올려 완성한다.

 조리 포인트

죽을 저을 때는 한 방향으로 저어야 몽우리가 생기지 않는다.

오렌지, 토마토 홍합찜

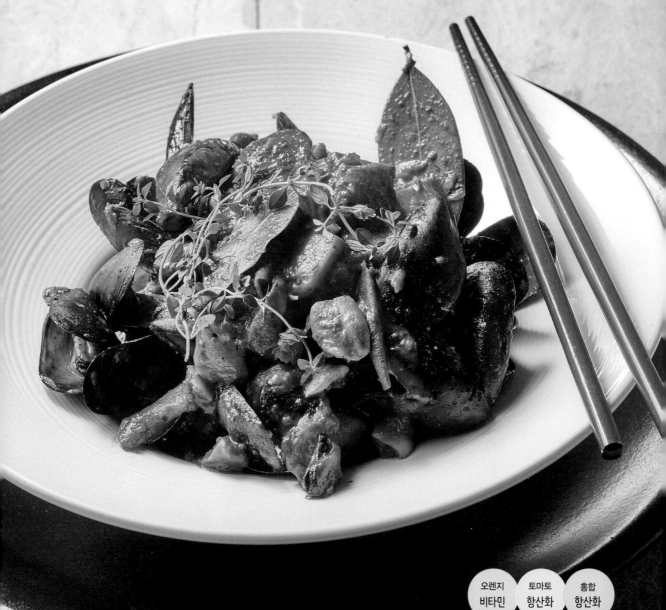

오렌지
비타민

토마토
항산화

홍합
항산화

2인분, 조리시간 25분

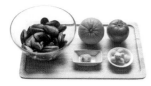

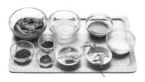

주재료

홍합 · 300g

오렌지 · 1개

토마토 · 1개

생강 · 1/2개

마늘 · 8알

양념

고추장 · 4큰술

고춧가루 · 2큰술

두유 · 1컵

월계수잎 · 3장

로즈마리 · 1줄기

자일로스 설탕 · 1큰술

올리브 오일 · 2큰술

후추 · 1작은술

통후추 · 1작은술

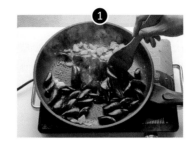

팬에 올리브 오일을 두르고 으깬 마늘,
다진 생강과 홍합을 넣어 볶는다.

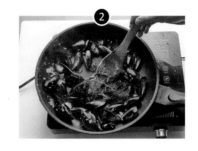

❶에 고추장, 고춧가루, 후추, 통후추,
로즈마리, 월계수잎, 자일로스 설탕을
넣고 볶는다.

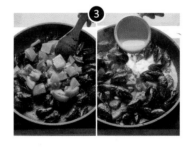

오렌지와 토마토는 큼직하게 썰어 ❷
에 넣고 살짝 볶은 후 두유 1컵을 붓고
강불에서 조린다.

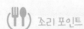 조리 포인트

· 단맛을 원한다면 오렌지 주스를 조금 넣어도 좋다.

· 좋아하는 해산물을 추가해도 좋다.

통 오렌지 젤리

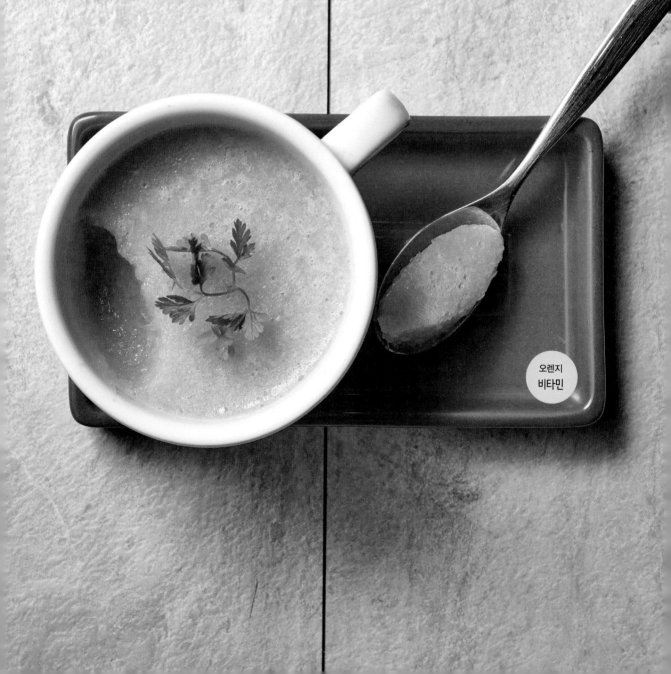

오렌지
비타민

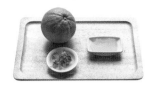

주재료

오렌지 · 1개

젤라틴 가루 · 3g

물 · 3큰술

처빌 · 약간

양념

레몬 주스 · 2큰술

자일로스 설탕 · 2큰술

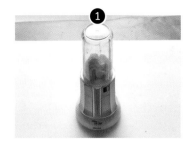

오렌지는 껍질을 제거하고 물 없이 믹서에 간다.

젤라틴은 물을 조금 부어 잘 섞고 따뜻한 물에서 중탕한다.

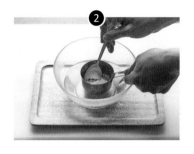

볼에 ❶과 ❷, 분량의 양념 재료를 넣어 잘 섞고 그릇에 담아 냉장고에서 굳힌다.

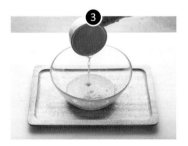

 조리 포인트

오렌지를 더 넣거나 다른 과일을 동일한 방법으로 사용해도 좋다.

아몬드 두유 채소말이

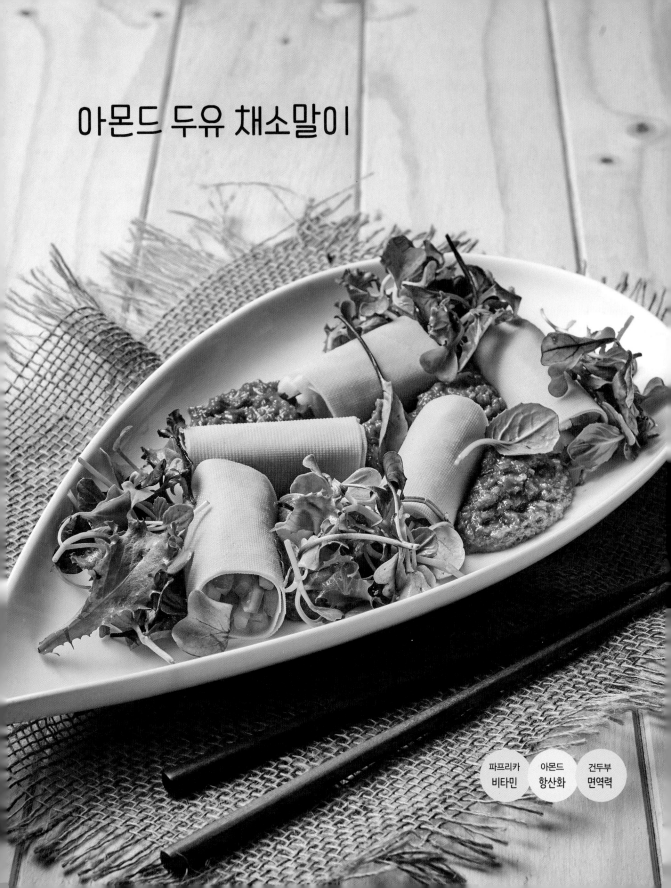

파프리카
비타민

아몬드
항산화

건두부
면역력

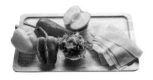

+

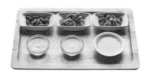

주재료

빨강 파프리카 · 1개

초록 파프리카 · 1개

노랑 파프리카 · 1개

건두부 · 100g

어린잎 · 30g

사과 · 1/2개

양념

아몬드 · 30g

캐슈너트 · 30g

호두 · 10g

두유 · 1컵

자일로스 설탕 · 30g

소금 · 1큰술

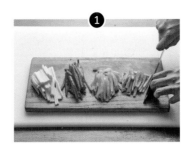

파프리카와 사과는 0.5cm 두께로 채 썬다.

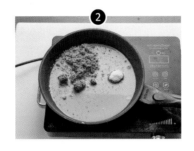

견과류는 모두 갈고 분량의 모든 양념 재료와 갈아둔 견과류를 섞어 걸쭉한 소스 농도가 나오도록 졸인다.

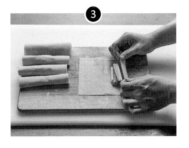

건두부에 ❶을 올려 말고 ❷를 곁들인다.

 조리 포인트

· 견과류를 함께 곁들여도 좋다.

· 건두부는 고단백 제품으로 어떤 음식과도 잘 어울린다.

홍시, 죽순채

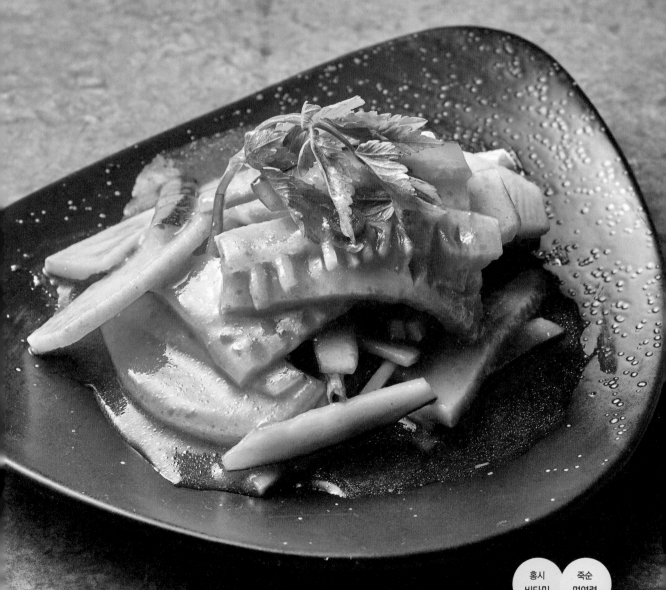

홍시
비타민

죽순
면역력

2인분, 조리시간 15분

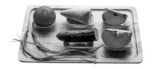

+

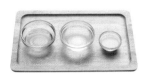

주재료

홍시 · 1개

죽순 · 200g

미나리 · 15g

오이 · 1/2개

배 · 1/4개

사과 · 1/4개

양념

식초 · 30g

올리브 오일 · 5큰술

자일로스 설탕 · 5g

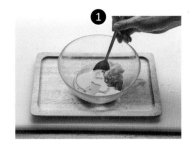

홍시는 체에 내리고 분량의 양념 재료를 모두 섞는다.

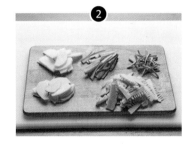

손질된 죽순, 미나리, 오이, 배, 사과는 편 썬다.

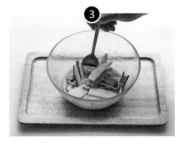

❶과 ❷를 버무려 완성한다.

 조리 포인트

· 예전 드라마 〈대장금〉에 나오는 '홍시 맛이 나서 홍시라고 했다'는 대사를 만든 음식이다.

· 홍시가 없다면 냉동 홍시를 사용해도 좋다.

차지키 소스를 곁들인
샐러드

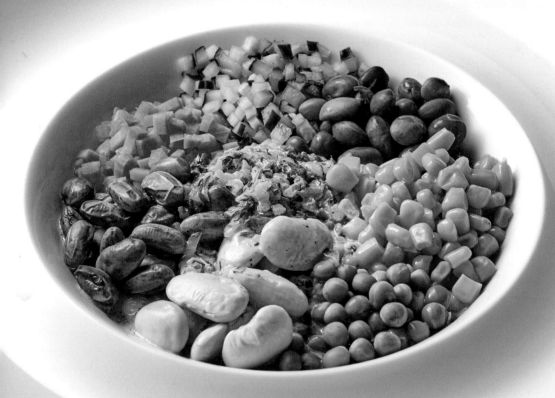

당근
항산화

레몬
비타민

콩류
엽산

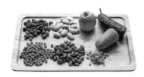

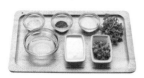

주재료

당근 · 1/2개

오이 · 1/2개

레몬 · 1개

완두콩 · 50g

강낭콩 · 50g

호랑이콩 · 40g

작두콩 · 50g

옥수수콘 · 70g

양념

그릭 요거트 · 120g

다진 오이피클 · 40g

올리브 오일 · 3큰술

소금 · 1큰술

후추 · 2작은술

자일로스 설탕 · 1큰술

처빌 · 2g

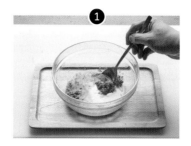

분량의 양념 재료를 모두 섞어 차지키 소스를 만든다.

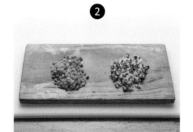

콩은 모두 삶고 당근과 오이는 다진다.

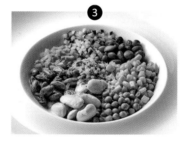

그릇에 ❷와 준비한 재료를 모두 담고 ❶을 곁들여 완성한다.

 조리 포인트

차지키 소스는 어떤 재료와도 잘 어울리기 때문에 집에 있는 채소나 과일을 섞어 사용해도 좋다.

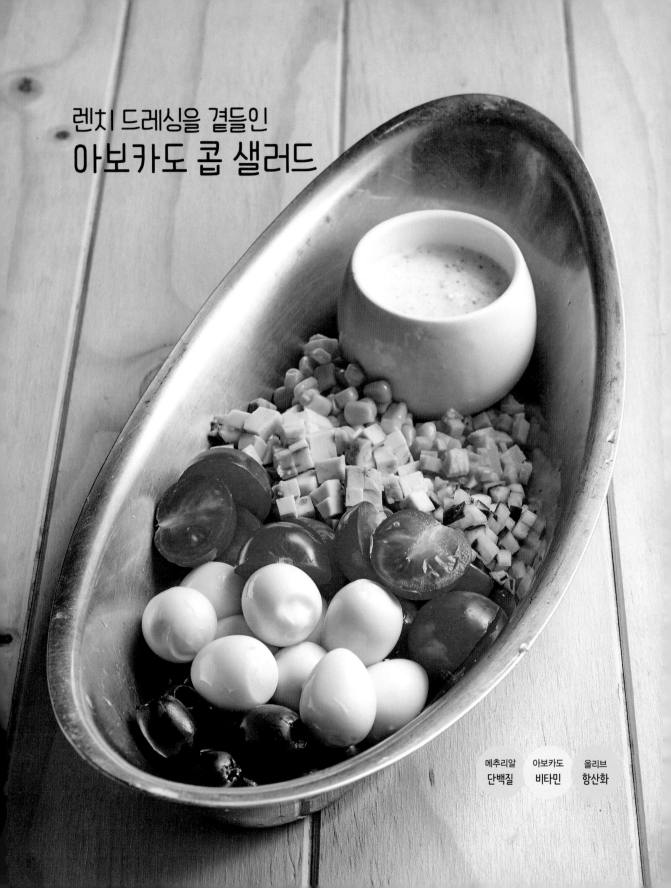

렌치 드레싱을 곁들인
아보카도 콥 샐러드

메추리알
단백질

아보카도
비타민

올리브
항산화

2인분, 조리시간 15분

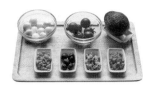

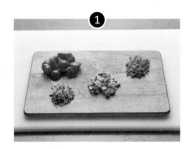
방울토마토는 반으로 가르고, 당근, 오이는 다지고, 아보카도는 껍질을 벗겨 씨를 뺀 후 0.5×0.5×0.5cm로 썬다.

주재료

메추리알 · 10개

아보카도 · 1개

방울토마토 · 6개

블랙 올리브 · 10개

옥수수 · 10g

당근 · 40g

오이 · 40g

양념

렌치 드레싱 · 100g

(150p 참고)

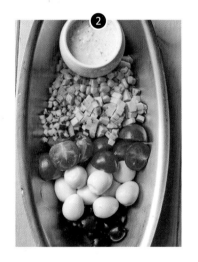
그릇에 ❶을 담고 드레싱을 곁들인다.

 조리 포인트

콥 샐러드는 레스토랑에서 남은 식재료를 이용하여 만들던 샐러드로, 집에 남아 있는 식재료를 이용하여 편하게 만들 수 있다.

김 장아찌

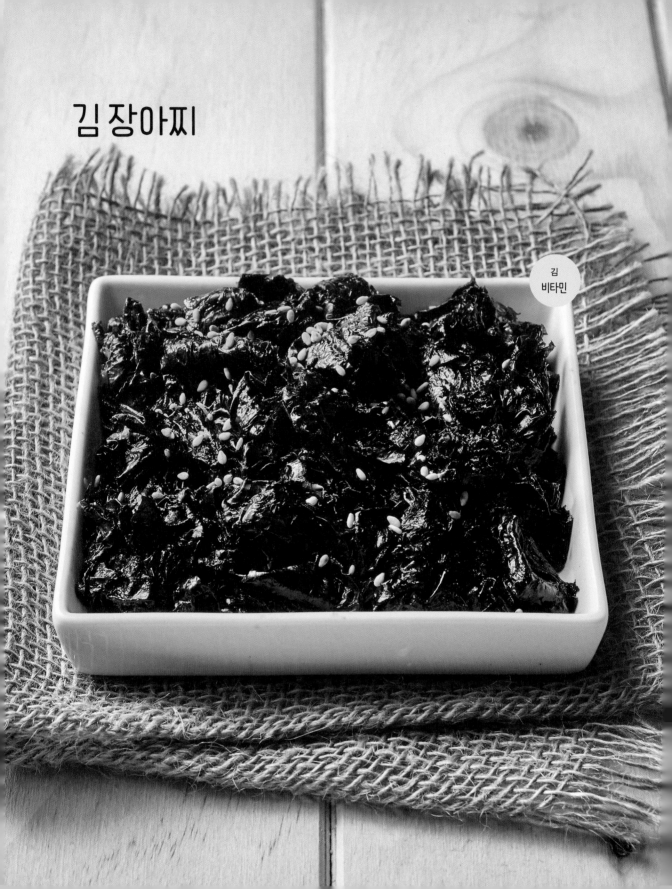

김
비타민

2인분, 조리시간 10분

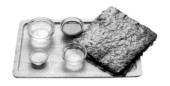

주재료

생김 · 35g

양념

간장 · 50ml

자일로스 설탕 · 50g

식초 · 50ml

물 · 50ml

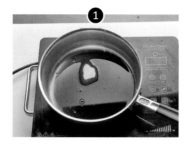

❶

냄비에 분량의 양념을 모두 넣고 한소끔 끓여 식힌다.

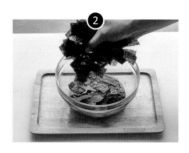

❷

김은 먹기 좋은 크기로 잘라 ❶에 재워 상온에서 하루 정도 숙성한 후 먹는다.

 조리 포인트

· 물 대신 멸치나 디포리, 다시마 등의 육수를 사용하면 더욱 풍부하고 깊은 맛을 느낄 수 있다.

· 이때 멸치와 디포리는 마른 냄비에 한 번 볶은 후 사용하면 비린내가 나지 않는다.

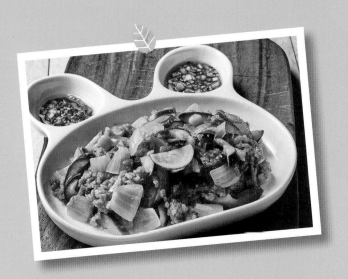

유방암 예방과 관리에 좋은 레시피 50

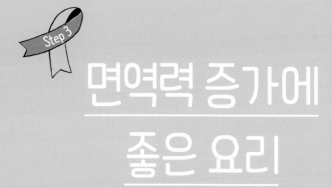

면역력 증가에
좋은 요리

유방암을 치료하기 위해서는 치료법도 중요하지만 환자 스스로의 면역 관리도 중요하다.

특히 항암 치료 과정에서 면역력이 떨어지기도 하므로, 재발을 방지하기 위해서는

암을 이겨낼 수 있는 면역 체계 자체를 갖추도록 노력하는 것이 좋다.

꾸준한 추적 관리를 하는 한편 면역력을 높이는 음식으로 내 몸을 지키는 힘을 키우자.

연두부 토마토 샐러드

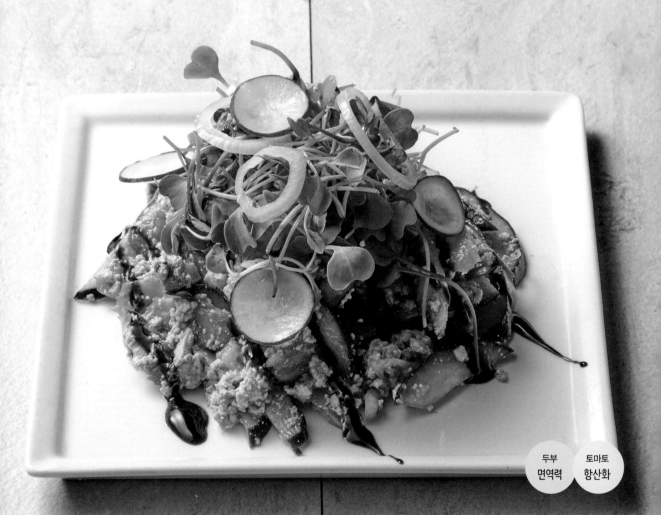

두부
면역력

토마토
항산화

2인분, 조리시간 15분

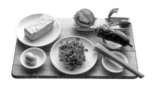

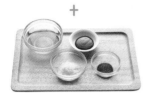

주재료
연두부 · 1/2모
토마토 · 1/2개
어린잎 · 20g
샬롯 · 1/3개
오이 · 1/2개
셀러리 · 1/2개
레디쉬 · 1알

양념
발사믹 글레이즈 · 10g
올리브 오일 · 40ml
소금 · 1큰술
후추 · 1작은술

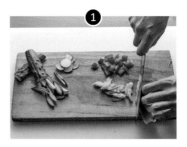

토마토, 레디쉬, 오이, 셀러리는 모양내어 먹기 좋게 썬 후 물에 넣어 모양과 색이 나도록 담가둔다.

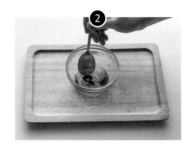

분량의 발사믹 글레이즈, 올리브 오일, 소금, 후추를 섞어 양념을 만든다.

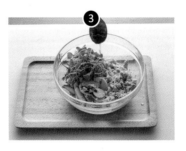

볼에 ❶과 ❷의 양념을 넣고 버무린다.

 조리 포인트

들깨가루나 견과류를 추가하면 더욱 식감이 좋아진다.

토마토, 배를 넣은 가스파쵸

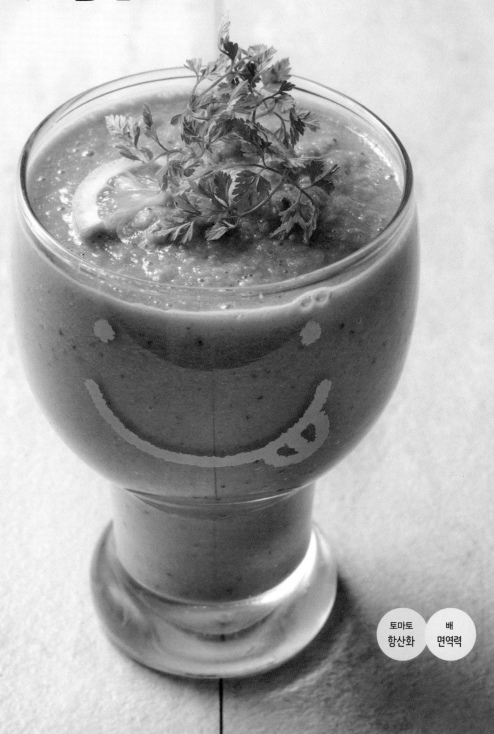

토마토
항산화

배
면역력

2인분, 조리시간 20분

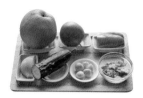

+

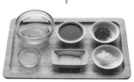

주재료

토마토 · 1개

배 · 1개

양파 · 1/4개

오이 · 1/2개

청피망 · 1/3개

누룽지 · 30g

마늘 · 5알

양념

올리브 오일 · 3큰술

발사믹 식초 · 2큰술

레몬 주스 · 2큰술

자일로스 설탕 · 1/2작은술

소금 · 1큰술

후추 · 1작은술

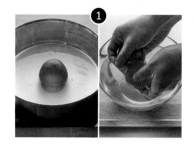

❶ 토마토는 +자로 칼집을 내고 끓는 물에 15초간 데친 후 찬물에 바로 넣어 껍질을 제거한다.

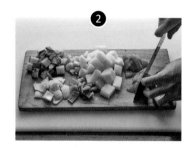

❷ 모든 재료는 갈기 좋게 손질하고 모든 재료와 양념을 믹서에 넣고 간다.

 조리 포인트

누룽지 양을 늘리면 식사 대용으로 아주 좋다.

바다포도 주꾸미 겨자 냉채

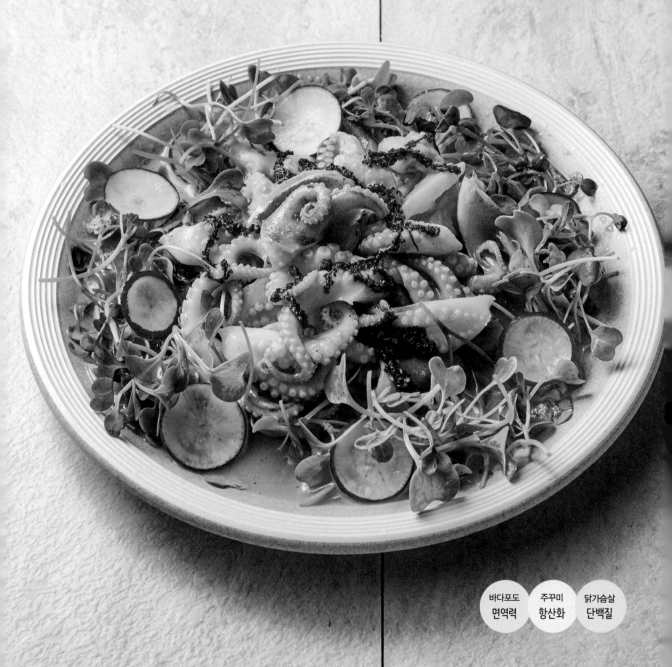

바다포도
면역력

주꾸미
항산화

닭가슴살
단백질

2인분, 조리시간 15분

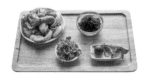

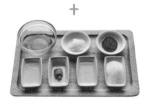

주재료

주꾸미 · 10마리

바다포도 · 30g

레디쉬 · 1알

어린잎 · 10g

양념

레몬즙 · 1큰술

튜브겨자 · 2큰술

사과식초 · 2와 1/2큰술

자일로스 설탕 · 2큰술

소금 · 1/3작은술

후추 · 1/3작은술

올리브 오일 · 1큰술

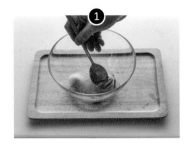

분량의 양념을 섞어 겨자 소스를 만든다.

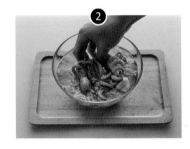

주꾸미는 데쳐 차게 식힌 후 먹기 좋은 크기로 자르고 바다포도는 물에 불린다.

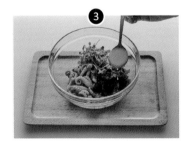

준비한 ❶과 ❷, 어린잎을 버무리고 그 릇에 담은 후 얇게 썬 레디쉬를 올린다.

두부선

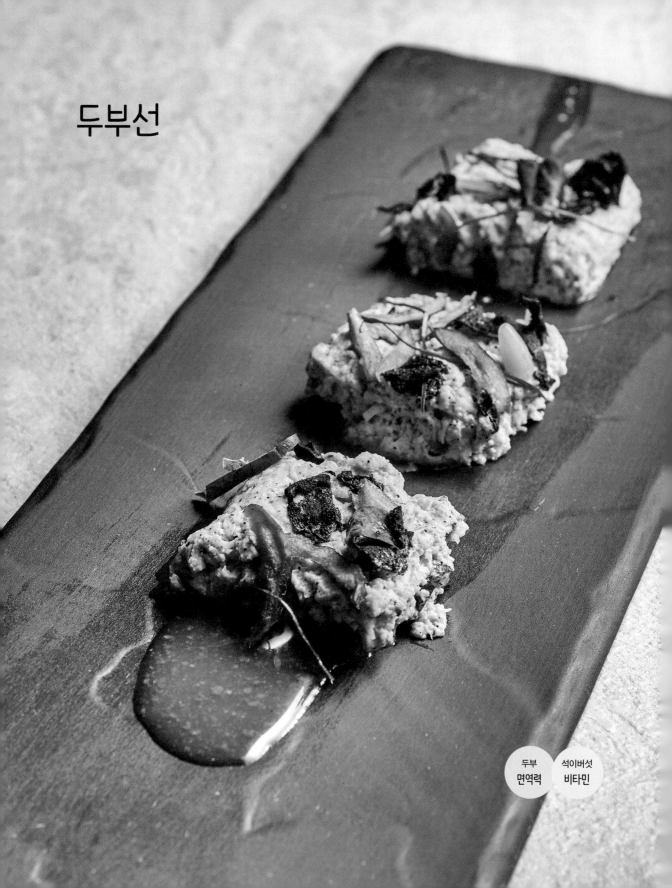

두부
면역력

석이버섯
비타민

2인분, 조리시간 40분

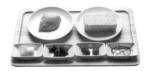

+

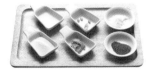

주재료

닭가슴살 · 1/2개

두부 · 1/2모

석이버섯 · 2개

대추 · 2개

대파 · 20g

실고추 · 약간

양념

잣 · 6개

겨자 · 1큰술

식초 · 1큰술

자일로스 설탕 · 1과 1/2큰술

소금 · 2작은술

후추 · 1작은술

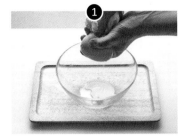

두부는 으깨고 면보로 물기를 짠다.

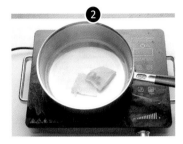

닭가슴살은 데친 후 잘게 다진다.

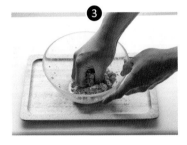

❶과 ❷를 섞고 다진 대파, 소금, 후추를 넣어 치댄 후 찜기에 면보를 깔고 2cm 두께로 편다.

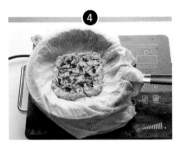

석이버섯, 대추, 실고추 채, 잣을 ❸ 위에 골고루 뿌린다.

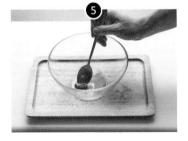

찜기의 뚜껑을 덮어 찐 후 그릇에 담고 식초, 자일로스 설탕, 겨자를 분량대로 섞은 소스를 곁들인다.

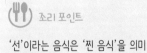 조리 포인트

'선'이라는 음식은 '찐 음식'을 의미한다.

두부 렌치 드레싱

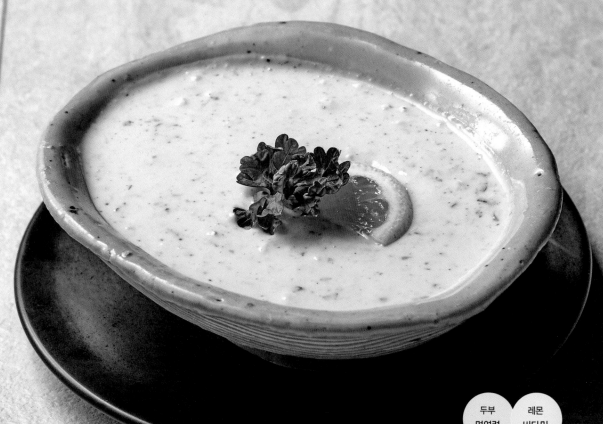

두부
면역력

레몬
비타민

2인분, 조리시간 10분

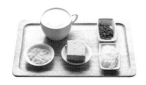

+

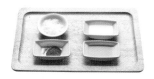

주재료

두부 · 1/4모

플레인 요거트 · 1컵

다진 양파 · 4큰술

다진 마늘 · 3큰술

파슬리 가루 · 1큰술

양념

레몬즙 · 3큰술

올리고당 · 1큰술

소금 · 1큰술

후추 · 1작은술

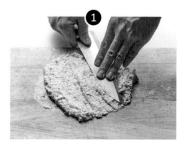

두부는 으깨어 면보로 물기를 짠다.

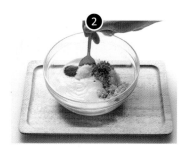

❶과 분량의 모든 재료를 섞는다.

 조리 포인트

· 두부 렌치 드레싱은 채소 샐러드와 곁들여도 좋다.

· 두부 렌치 드레싱은 소스지만, 영양소적으로 훌륭해서 간단한 요리로 즐겨도 된다.

톳, 두부 샐러드 다시마 말이

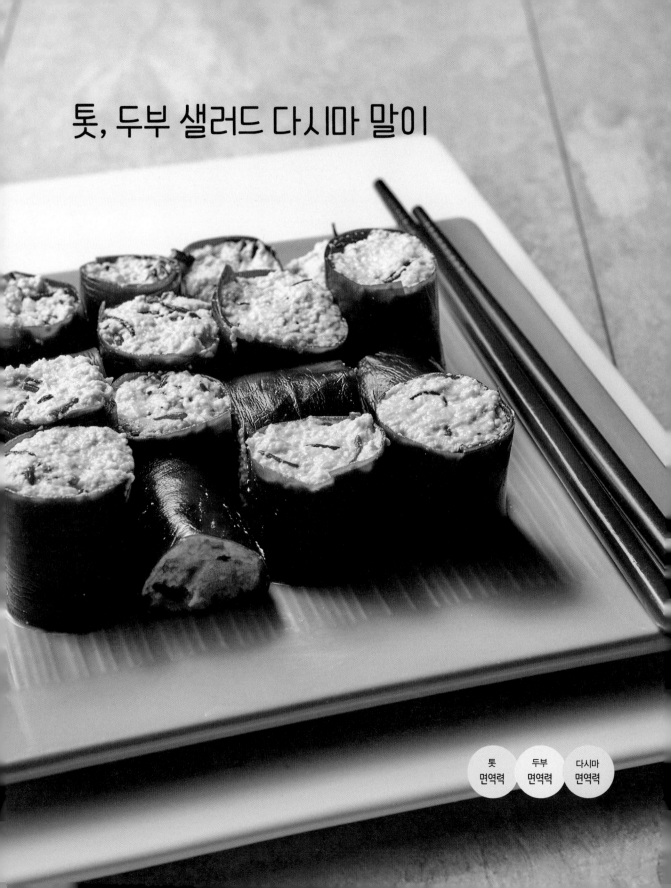

톳
면역력

두부
면역력

다시마
면역력

2인분, 조리시간 15분

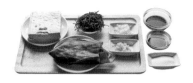

주재료

두부 · 1모

톳 · 4g

다시마 · 30g

다진 파 · 1큰술

다진 마늘 · 1큰술

양념

간장 · 1큰술

참기름 · 1큰술

자일로스 설탕 · 1작은술

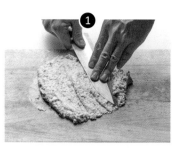

두부는 으깬다.

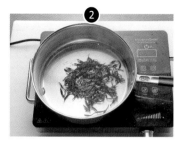

톳은 끓는 물에 살짝 데친다.

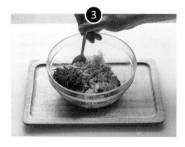

볼에 ❶, ❷를 넣고 분량의 재료와 양념을 모두 넣어 무친다.

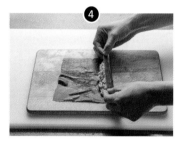

❸을 다시마로 말아 먹기 좋게 썬다.

 조리 포인트

오징어와 같이 먹으면 더 좋은 식감을 즐길 수 있다.

애호박 두부 새우살찜

호박
항산화

두부
면역력

새우
항산화

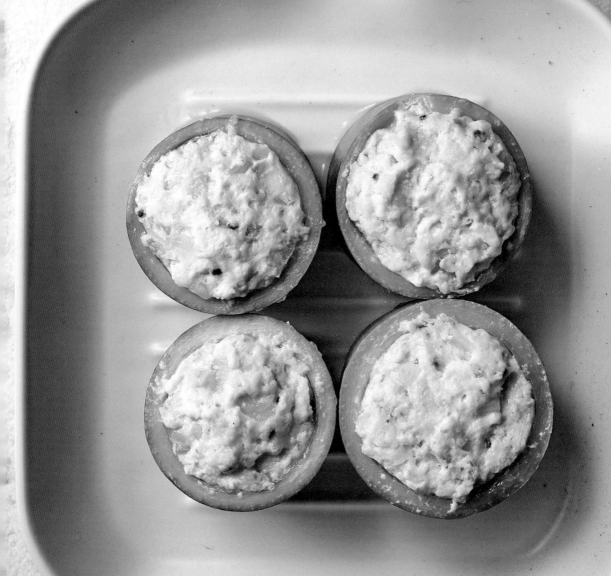

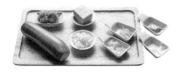

주재료

애호박 · 1개

두부 · 1/5모

다진 새우살 · 70g

다진 양파 · 35g

다진 대파 · 1큰술

다진 마늘 · 1큰술

양념

소금 · 1과 1/2큰술

후추 · 약간

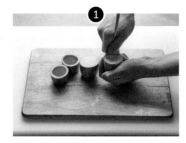

애호박은 3cm로 잘라 숟가락으로 속을 동그랗게 판다.

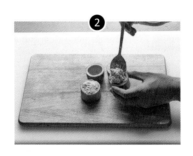

두부, 다진 새우살, 다진 양파, 다진 대파, 다진 마늘, 소금, 후추를 잘 섞고 애호박 파낸 곳에 오목하게 채운다.

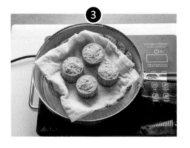

찜기에 ❷를 넣고 15분간 찐다.

 조리 포인트

겨자 소스를 곁들이거나 당근이나 피망 등을 섞어도 좋다.

홍국쌀 가지밥

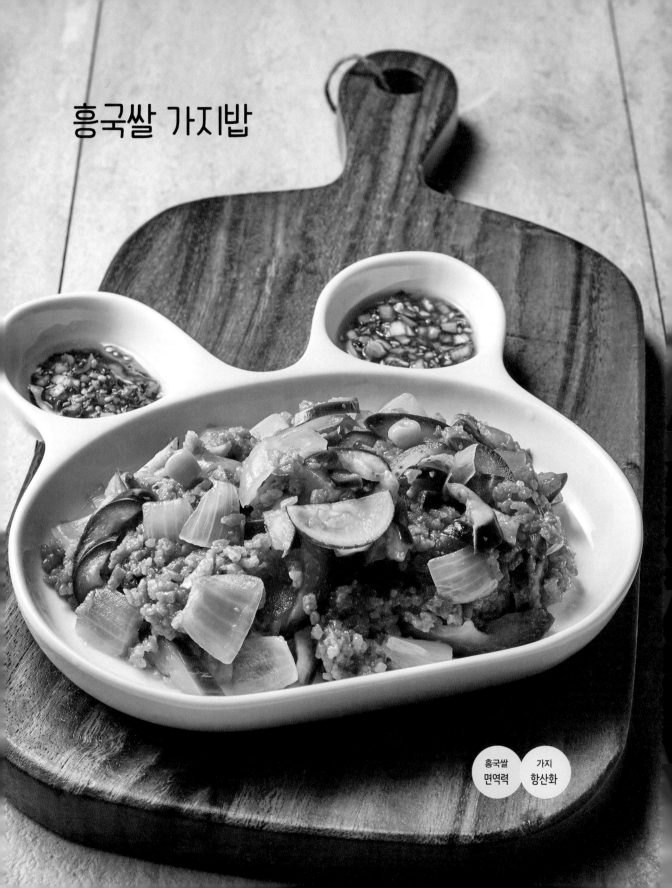

홍국쌀
면역력

가지
항산화

2인분, 조리시간 40분

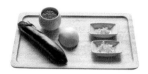

+

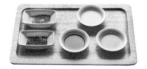

주재료

가지 · 1/2개

홍국쌀 · 150g

양파 · 1/4개

다진 파 · 1큰술

다진 마늘 · 1큰술

양념

고춧가루 · 1작은술

간장 · 1큰술

깨 · 1작은술

참기름 · 1큰술

올리브 오일 · 1큰술

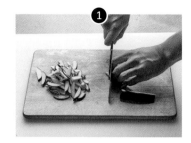

가지는 씨를 제거하고 어슷 썬다.

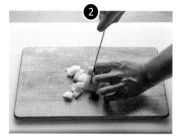

양파는 1×1cm로 썬다.

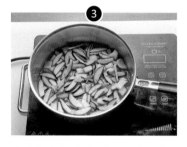

냄비에 쌀과 양파, 가지를 섞어 담고 물을 부어 밥을 짓는다.

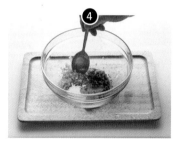

분량의 양념과 다진 파, 다진 마늘을 섞어 양념장을 만든다.

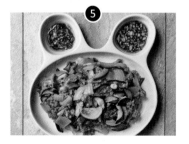

그릇에 밥과 ❹의 양념장을 담는다.

 조리 포인트

가지에서 물이 많이 나오므로 평소 밥 물보다 적게 부어 밥을 짓는다.

포도양갱

2인분, 조리시간 25분(냉장 30분)

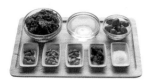

주재료
포도 · 10알
팥앙금 · 400g
아몬드 · 5g
건포도 · 10g
피스타치오 · 5g
호두 · 5g
한천 가루 · 4g
물 · 1컵

양념
자일로스 설탕 · 3큰술

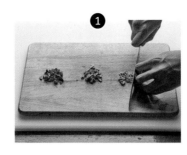

물에 한천 가루를 풀어 미리 불린다. 아몬드, 피스타치오, 호두는 굵게 다진다.

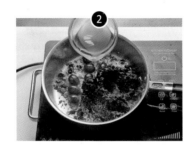

마른 냄비에 ❶과 포도, 건포도를 볶다가 팥앙금과 한천물을 부어 한소끔 끓인 후 자일로스 설탕을 넣고 섞어 틀에 붓는다.

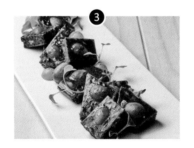

냉장고에서 식힌 양갱을 먹기 좋게 썬다.

 조리 포인트

· 포도껍질에 영양소가 많기 때문에 껍질을 제거하는 대신 깨끗하게 씻어서 사용하는 것이 좋다.
· 양갱틀에 비닐이나 유산지를 깔아서 굳히면 나중에 잘 뗄 수 있다.

닭가슴살 녹두 스테이크

녹두
면역력

두부
면역력

양파
염증

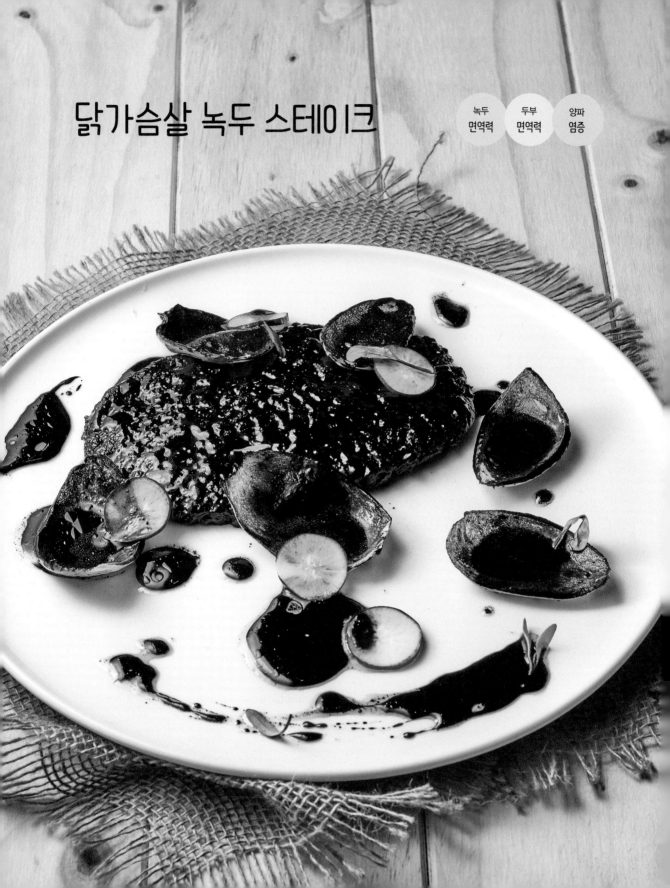

2인분, 조리시간 30분

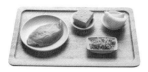

+

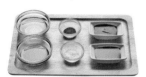

주재료

닭가슴살 · 1개

불린 녹두 · 60g

두부 · 1/4모

양파 · 1/5개

양념

오징어 먹물 · 1큰술

발사믹 글레이징 · 3큰술

올리브 오일 · 5큰술

매실청 · 4큰술

소금 · 1큰술

후추 · 1작은술

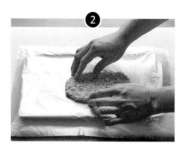

닭가슴살, 불린 녹두, 두부는 소금, 후추, 올리브 오일 1큰술을 넣고 믹서에 간다.

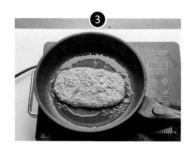

❶을 볼에 담고 잘 치대어 두께 5cm가 되도록 모양을 잡는다.

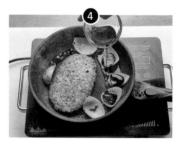

프라이팬에 ❷를 굽는다.

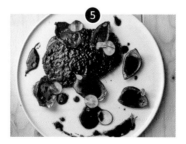

프라이팬에 양파를 굽고 올리브 오일, 발사믹 글레이징, 매실청, 오징어 먹물을 넣어 약불에서 3분간 조린 후 담아낸다.

완성되면 그릇에 담는다.

조리 포인트

녹두는 익는 시간이 오래 걸리므로, 스테이크 반죽 두께를 얇게 한다.

북어 미역국

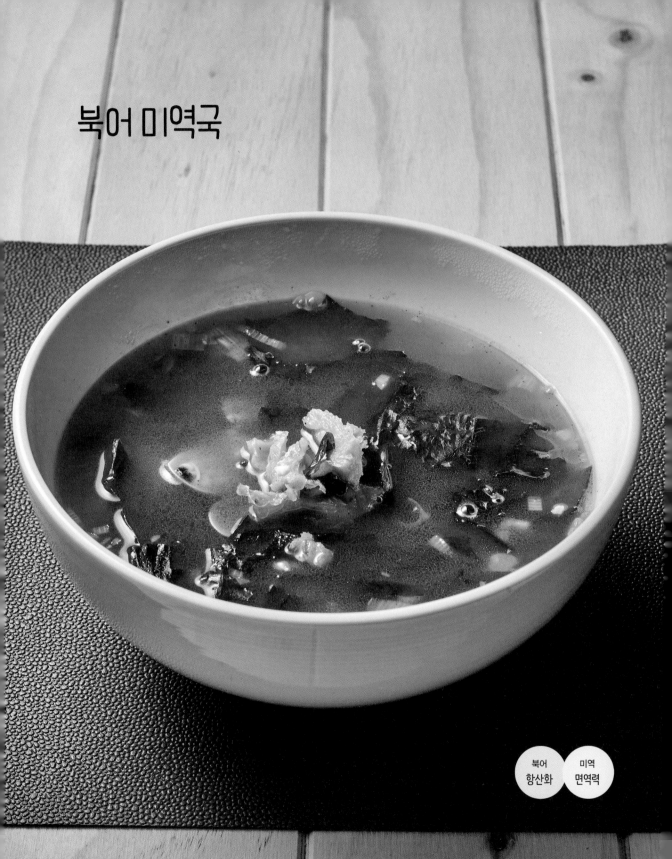

북어
항산화

미역
면역력

2인분, 조리시간 30분

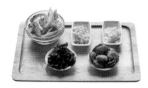

+

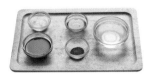

주재료

북어 · 30g

미역 · 130g

다진 마늘 · 10g

바지락 · 100g

다진 파 · 15g

양념

물 · 10컵

국간장 · 50g

참기름 · 30g

후추 · 1/3작은술

소금 · 약간

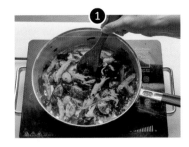

① 냄비에 참기름을 두르고 미역, 북어, 바지락을 넣고 볶는다.

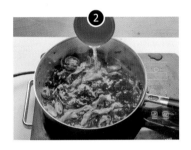

② 물은 5번에 걸쳐 조금씩 나눠서 부어 끓이고 후추, 국간장, 소금을 넣어 간을 맞춘다.

조리 포인트

· 미역국은 오래 끓여 우러날수록 맛이 나므로 물을 조금씩 부어가며 끓이는 것이 좋다.

· ❶의 과정에서 다진 마늘을 넣어 볶으면 북어의 비린 맛을 잡을 수 있다.

오징어 다시마 말이

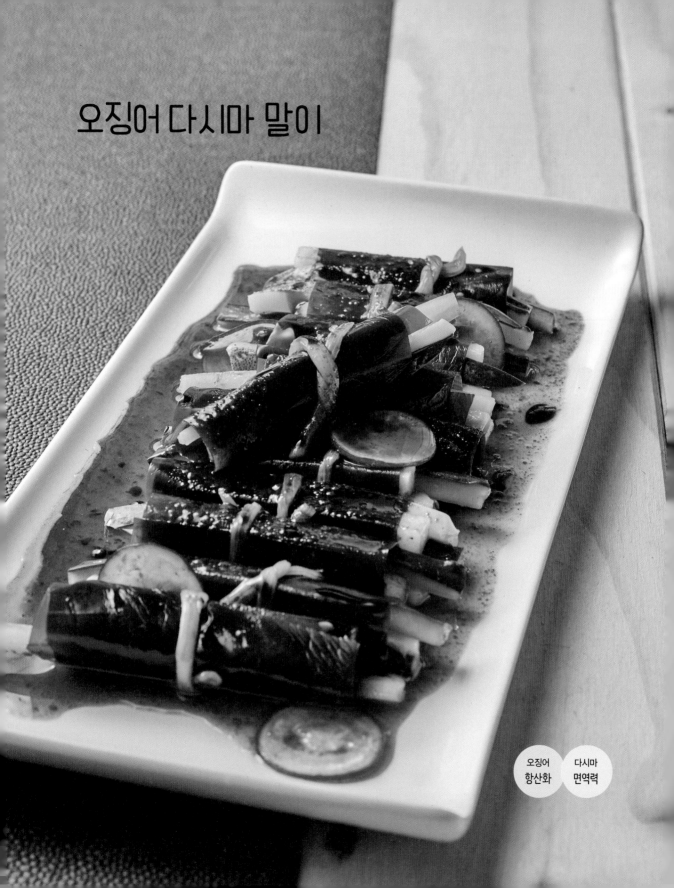

오징어
항산화

다시마
면역력

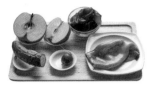

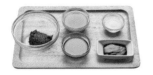

주재료

오징어 · 1마리

다시마 · 70g

배 · 1/2개

사과 · 1/2개

미나리 · 30g

레디쉬 · 1알

오이 · 1/2개

양념

고추장 · 30g

매실청 · 40g

레몬 주스 · 50g

자일로스 설탕 · 30g

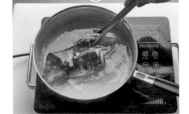

① 오징어는 데쳐서 굵게 채 썬다.

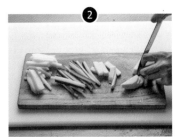

② 배, 사과, 오이도 굵게 채 썰고 미나리는 살짝 데쳐 찬물에서 식히고 레디쉬는 얇게 썬다.

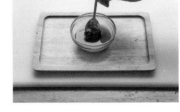

③ 분량의 모든 양념 재료를 섞어 초장을 만든다.

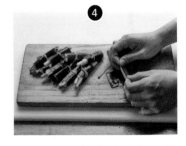

④ 다시마에 ❷의 채 썬 배, 사과, 오이를 넣고 말아 미나리로 묶고 ❸의 초장을 곁들인다.

 조리 포인트

초장 대신 겨자 소스와 곁들여도 좋으며, 모든 재료를 채 썰어 초무침으로 먹어도 좋다.

검정 버섯 잡채

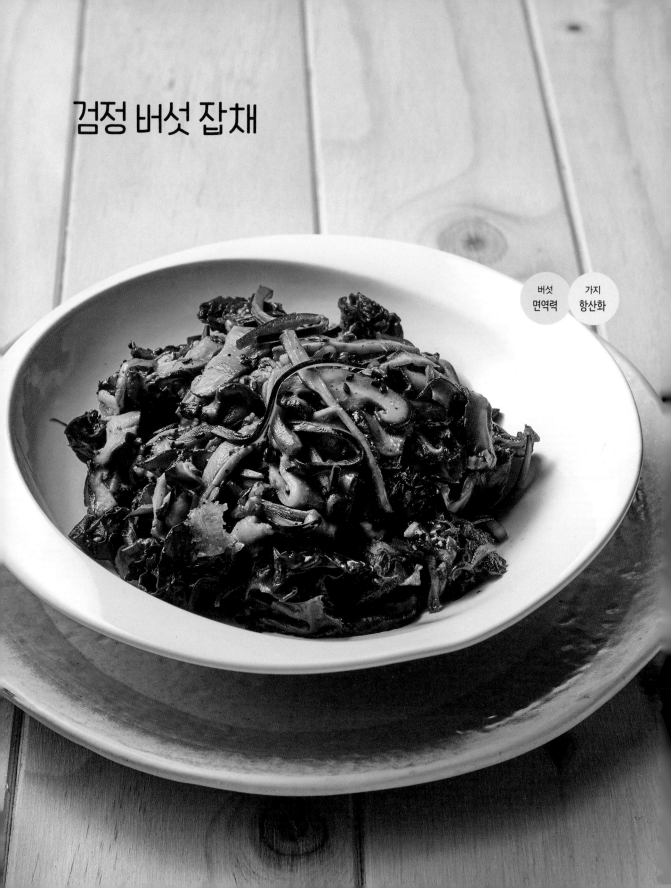

버섯
면역력

가지
항산화

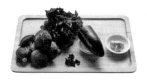

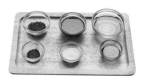

주재료

표고버섯 · 6개

목이버섯 · 120g

석이버섯 · 1큰술

가지 · 1/2개

마늘 · 3알

양념

간장 · 30g

검은깨 · 5g

매실청 · 10g

올리브 오일 · 2큰술

자일로스 설탕 · 30g

후추 · 1작은술

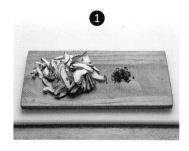

목이버섯은 입을 제거하고 한 입 크기로 썰고, 표고버섯, 석이버섯은 채 썬다.

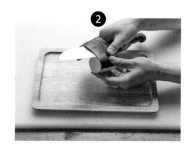

가지는 껍질 쪽으로 돌려 깎아 채 썬다.

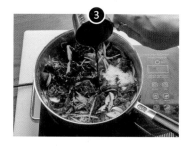

팬에 올리브 오일을 두르고 으깬 마늘과 준비한 재료와 분량의 양념을 모두 넣고 볶는다.

 조리 포인트

좋은 식감을 위해서는 말린 표고버섯이나 다른 버섯들을 사용해도 좋다.

신김치 편채 말이

김치
면역력   오렌지
비타민   김
비타민

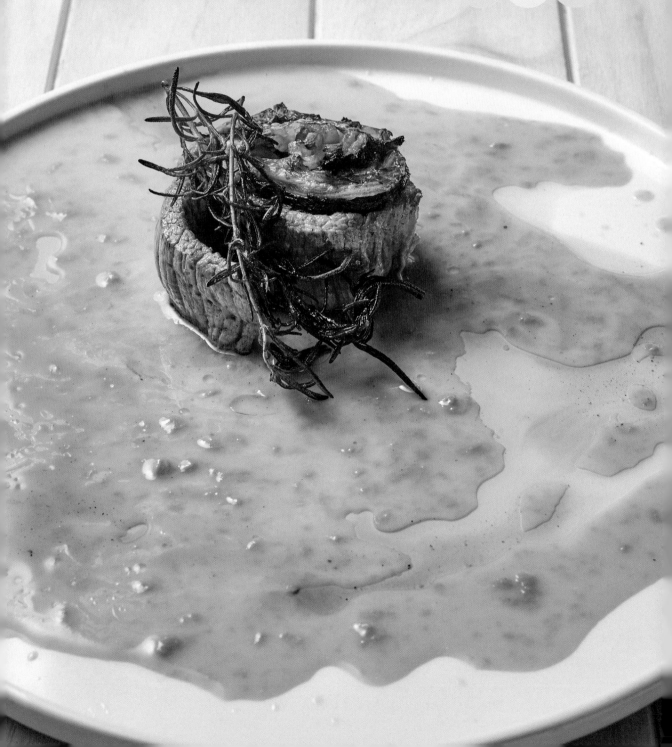

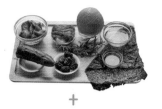

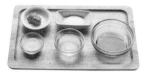

주재료

소고기(홍두깨) · 120g

신김치 겉잎 · 2장

오이 · 1/2개

오렌지 · 1개

김 · 1장

대추 · 7알

로즈마리 · 약간

양념

연겨자 · 20g

매실청 · 40g

레몬 주스 · 30g

올리브 오일 · 6큰술

참기름 · 2큰술

요거트 · 40g

자일로스 설탕 · 10g

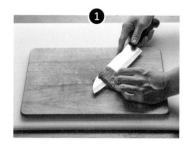

① 소고기는 0.3cm 두께로 길게 떠주고, 신 김치는 씻는다.

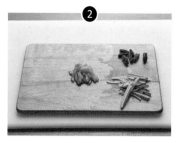

② 오이, 오렌지는 채 썰고, 대추는 돌려 깍아 한 알씩 말아 놓는다.

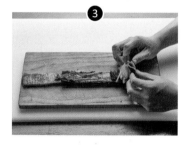

③ 김은 길게 반으로 접고 다시 반을 접어 직사각형을 만든 후 참기름을 발라 소고기에 붙이고 김치, 오렌지, 오이, 대추 순으로 올린 후 돌돌 말아 팬에서 익힌다.

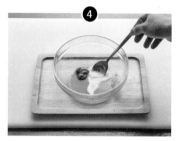

④ 분량의 양념 재료를 모두 섞어 **❸**에 곁들인다.

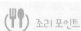 조리 포인트

고기를 구울 때 찹쌀가루를 묻혀 익히면 질겨지는 것을 방지할 수 있다.

대추 인삼고

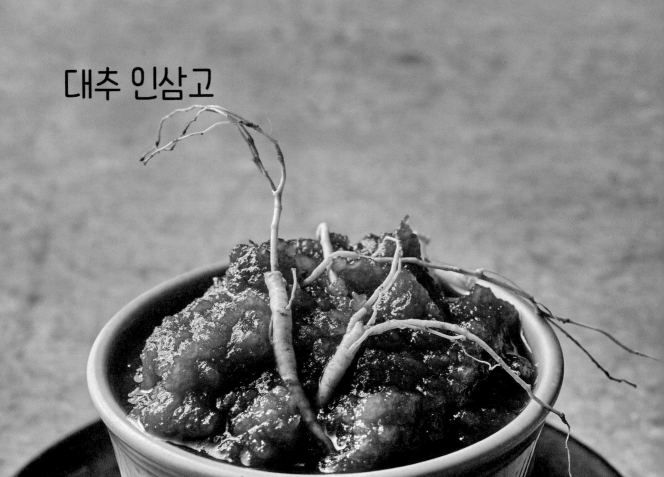

대추
비타민

인삼
면역력

2인분, 조리시간 1시간

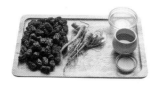

주재료

대추 · 150g

인삼 · 3뿌리

양념

꿀 · 100g

자일로스 설탕 · 30g

물 · 4컵

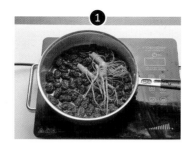

냄비에 대추, 인삼을 넣고 물 2와 1/2 컵을 부은 후 대추, 인삼이 물러질 때까지 푹 끓인다.

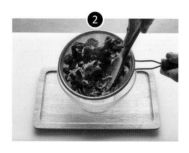

체에 ❶을 붓고 건더기는 곱게 내린다.

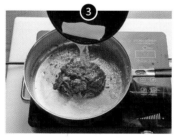

❷에 물 1과 1/2컵을 넣고 졸이다 꿀, 자일로스 설탕을 넣고 완성한다.

 조리 포인트

· 물에 타서 차로 마실 수 있다.

· '고'는 오래 끓여 곤 음식을 말한다.

171

두유 판타코타

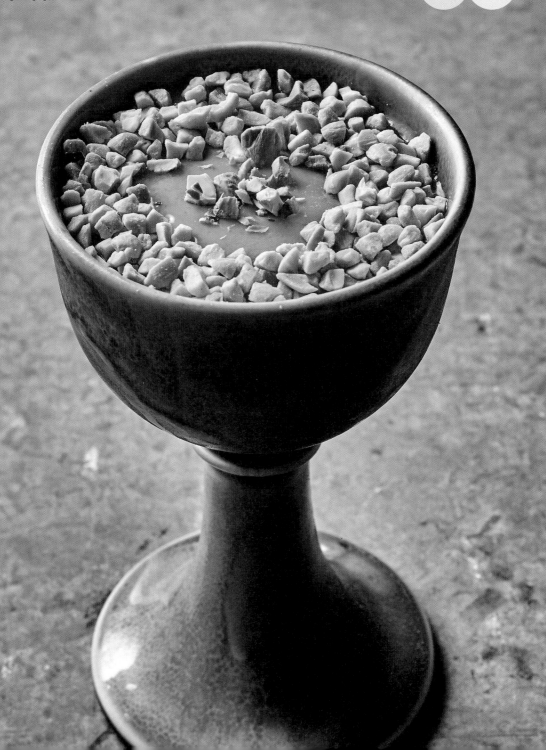

2인분, 조리시간 5분(냉장 30분)

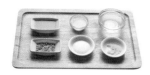

주재료

두유 · 2/3컵

땅콩 · 5g

젤라틴 · 1g

물 · 1/2컵

요거트 · 20g

자일로스 설탕 · 5g

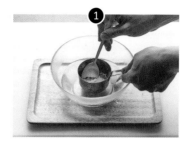

젤라틴은 물을 넣어 중탕한다.

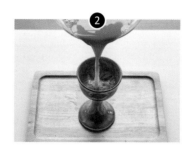

❶과 분량의 재료를 모두 섞어 용기에 붓고 냉장고에서 굳힌다.

 조리 포인트

산미가 있는 식재료를 섞었다면 굳지 않는 경우도 있다.

인삼 두부 달걀찜

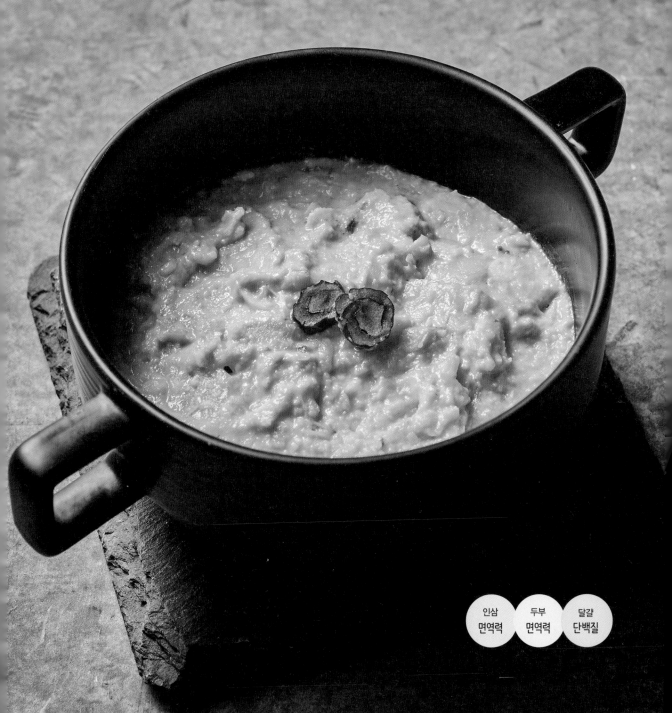

인삼
면역력

두부
면역력

달걀
단백질

2인분, 조리시간 35분

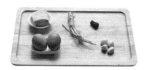

+

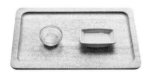

주재료

인삼 · 1뿌리

마늘 · 4알

달걀 · 2개

두부 · 1/4모

대추 · 1알

양념

꿀 · 20g

소금 · 2큰술

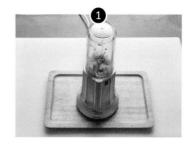

인삼, 마늘, 물기를 짠 두부는 믹서에 넣고 간다.

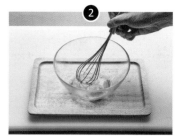

달걀은 소금을 넣고 푼다.

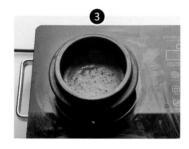

뚝배기에 ❷를 넣고 찐 후 ❶을 넣고 10분간 더 찐다.

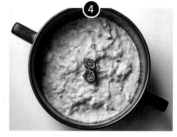

돌려 깎아 준비해 둔 대추 말이를 올리고 꿀을 뿌려 완성한다.

 조리 포인트

식사 대용이나 후식으로 좋다.

묵잡채

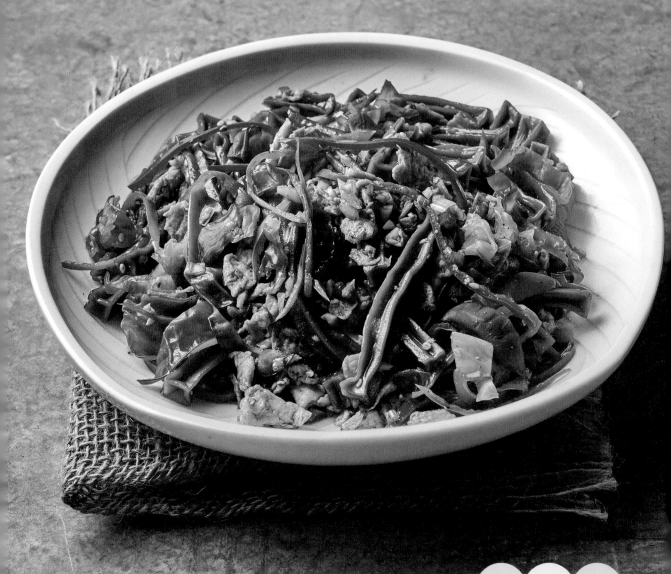

도토리
항산화

고추
면역력

버섯
면역력

2인분, 조리시간 20분

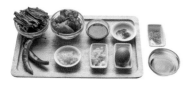

주재료

건조묵 · 100g

청고추 · 1개

홍고추 · 1개

달걀 · 1개

목이버섯 · 50g

다진 마늘 · 5g

다진 대파 · 10g

양념

간장 · 1큰술

참깨 · 1작은술

올리브 오일 · 1큰술

자일로스 설탕 · 2큰술

후추 · 약간

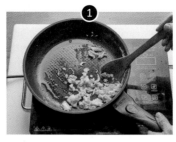

건조묵은 미지근한 설탕물에 두 시간 동안 불리고, 달걀은 풀어서 스크램블 한다.

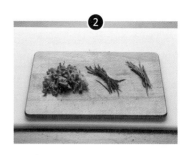

청고추, 홍고추, 목이버섯은 길게 채 썬다.

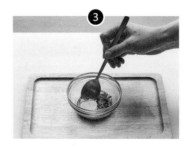

분량의 양념 재료를 섞는다.

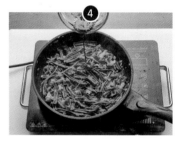

팬에 ❶, ❷, ❸을 넣고 볶는다.

 조리 포인트

잡채를 할 때 좋아하는 채소나 버섯을 추가해도 맛있게 먹을 수 있다.

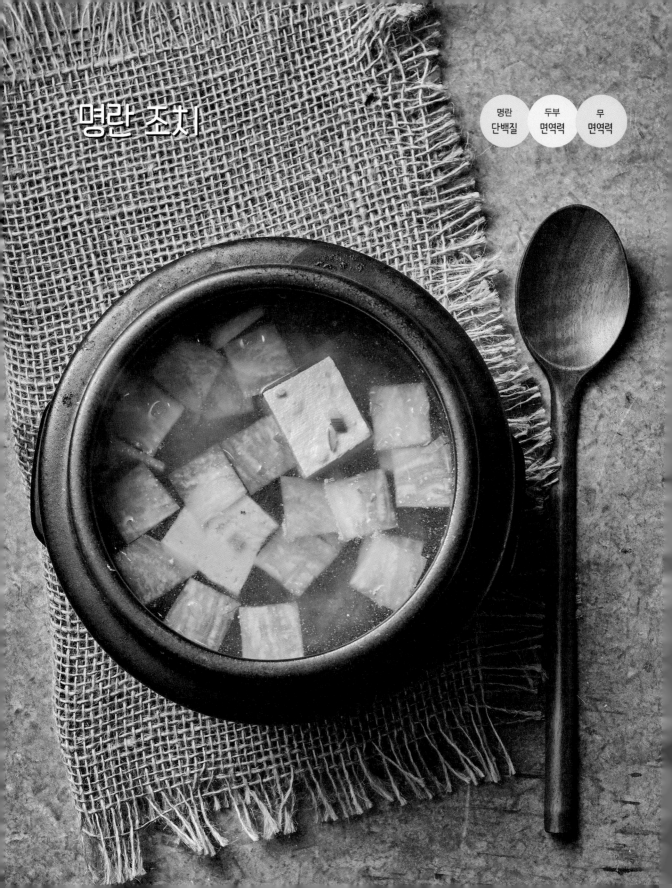

명란 조치

2인분, 조리시간 20분

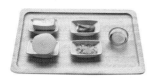

주재료

무 · 80g

두부 · 70g

저염 명란젓 · 20g

대파 · 2큰술

양념

참기름 · 1큰술

물 · 2와 1/2컵

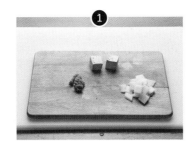

① 두부는 1.5×1.5×1.5cm, 명란은 0.5cm, 대파는 송송 썰고, 무는 1×1×0.3cm으로 썬다.

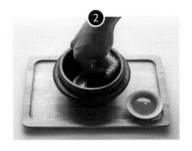

② 뚝배기에 참기름을 바른다.

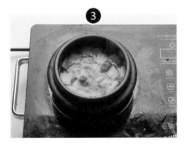

③ 대파와 무를 볶다가 물을 붓고 나머지 재료를 모두 넣어 은은하게 끓인다.

 조리 포인트

젓갈이 들어가서 오래 끓일수록 간이 짤 우려가 있으므로 20분을 넘겨 끓이지 않는다.

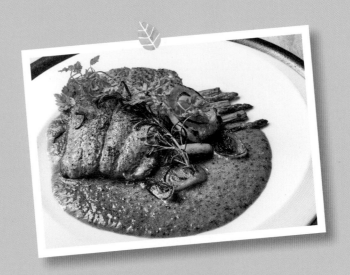

유방암 예방과 관리에 좋은 레시피 50

염증 관리에
좋은 요리

유방암 치료의 핵심 중 하나는 전이를 막아야 한다는 것이다.

그런데 자주 감기를 앓고 상처를 입는 등 염증 반응이 있는 환경에서는

암세포의 전이가 쉬워지기 때문에 암 환자의 염증 관리가 무척 중요하다.

염증을 개선해주는 식단으로 맛있게 건강까지 챙겨보자.

토마토, 바지락 커리 해조 쌀국수

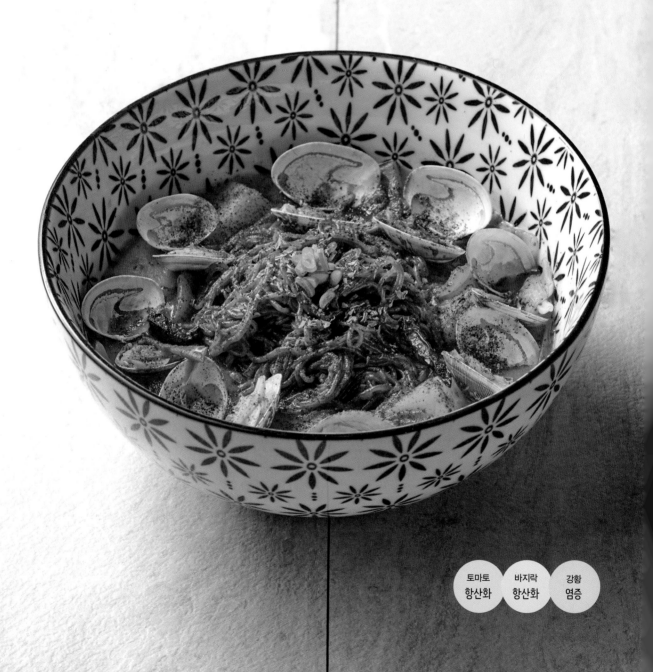

토마토
항산화

바지락
항산화

강황
염증

2인분, 조리시간 45분

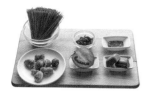

+

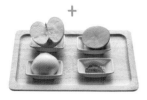

주재료

토마토 · 1/2개

바지락 · 8알

해조 쌀국수 · 140g

고형 커리 · 110g

바질 · 2개

매운 고추 · 2개

사과 · 1/2개

감자 · 1/2개

양파 · 1/2개

양념

파프리카 파우더 · 1큰술

물 · 3컵

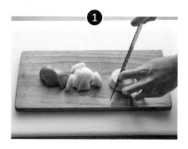

① 감자, 사과, 양파, 토마토는 3×3cm 크기로 썰고 감자는 끓는 물에 한 번 삶은 후 익힌다.

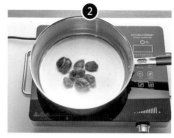

② 바지락은 찬물에서 끓여 육수를 낸다.

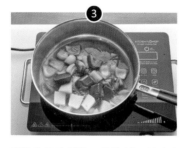

③ 냄비에 ①과 매운 고추를 넣고 볶다가 고형 커리를 넣어 볶는다.

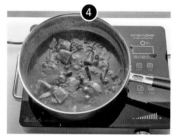

④ ②의 육수 3컵을 조금씩 부어가며 더 끓인다.

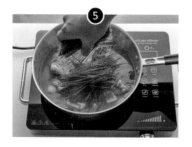

⑤ ④에 쌀국수를 넣어 익힌다.

 조리 포인트

개인의 기호에 따라 채소는 다양하게 선택하여도 좋다.

183

브로콜리 연어 달걀찜

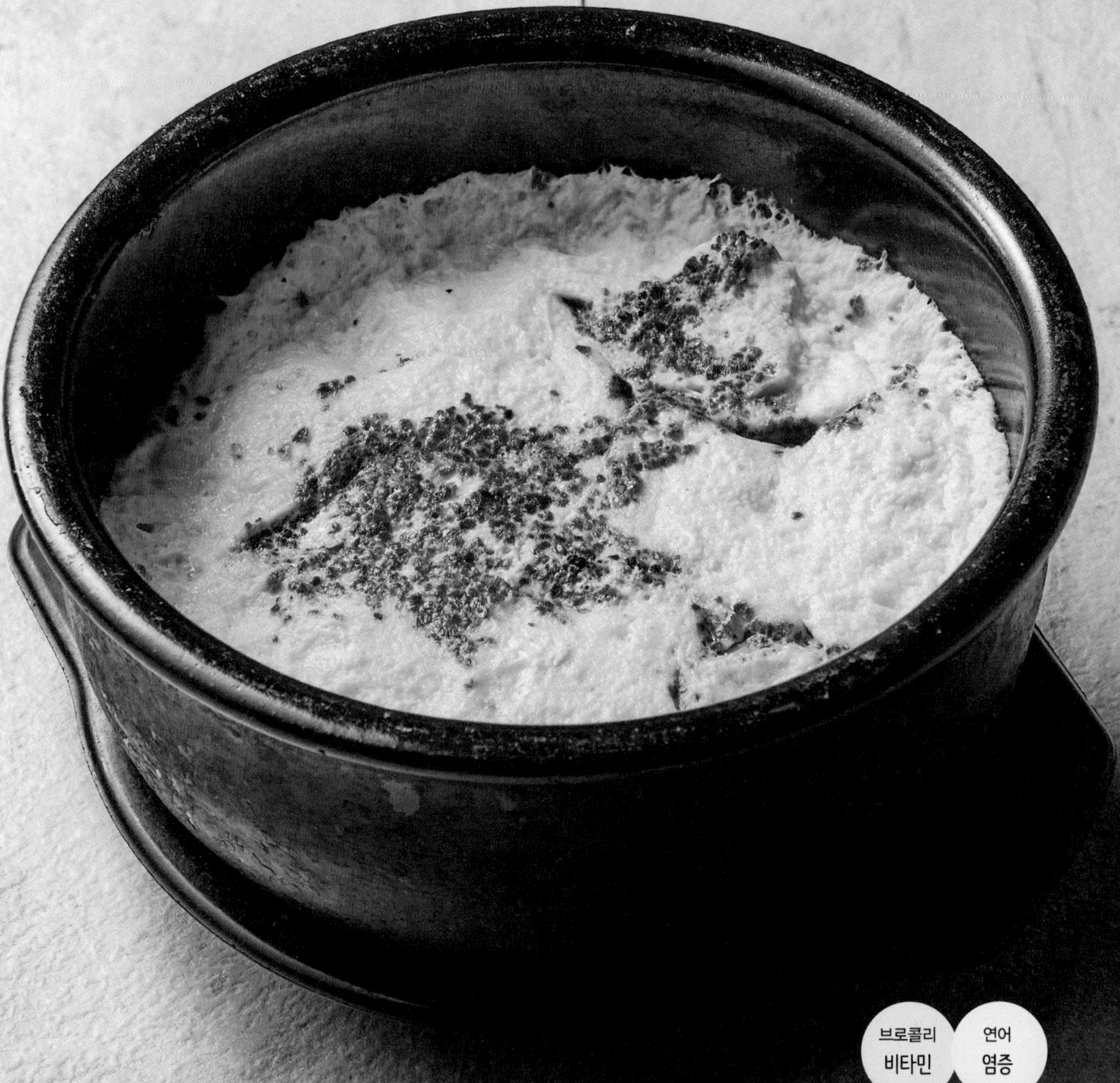

브로콜리
비타민

연어
염증

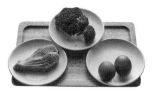

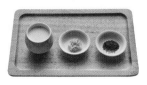

주재료

연어 · 100g

달걀 · 2개

브로콜리 · 20g

양념

새우젓 · 1작은술

고춧가루 · 1작은술

두유 · 1컵

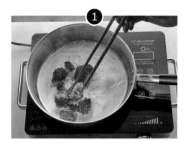

브로콜리는 끓는 물에 한 번 데치고 찬물에 식혀 한 입 크기로 썬다.

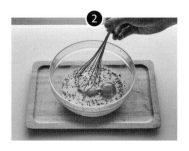

연어는 1×1cm 크기로 썰고, 두유에 달걀, 새우젓, 고춧가루를 넣어 휘퍼로 섞는다.

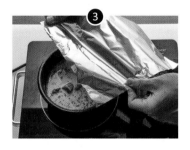

뚝배기에 **1**과 **2**를 담고 김이 새지 않도록 밀봉하여 중불에서 20분, 약불에서 5분간 끓이고 10분간 뜸을 들인다.

 조리 포인트

달걀물을 체에 한 번 내려주면 좀 더 부드러운 식감의 달걀찜을 먹을 수 있다.

와사비 바나나 소스를 곁들인
연어 스테이크와 소테한 아스파라거스

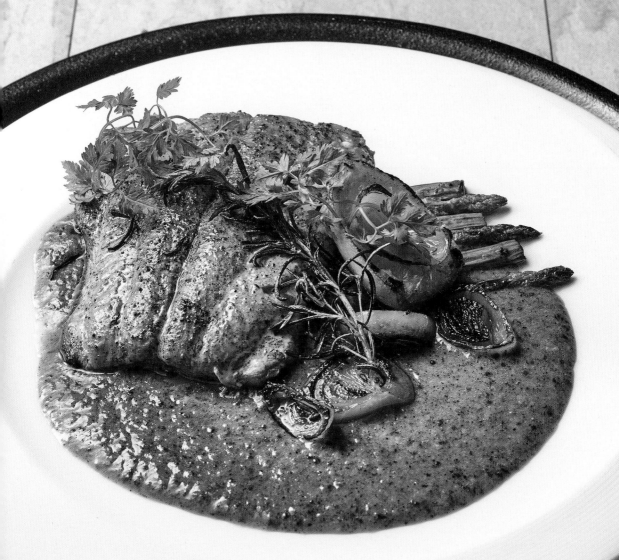

연어
염증

아스파라거스
엽산

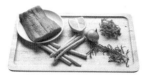

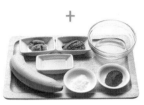

주재료

연어 · 260g

아스파라거스 · 3개

레몬 · 1/2개

샬롯 · 1개

로즈마리 · 약간

쳐빌 · 약간

양념

바나나 · 1개

와사비 · 1큰술

머스터드 · 1큰술

올리브 오일 · 6큰술

꿀 · 1큰술

후추 · 3작은술

소금 · 2작은술

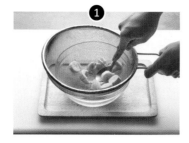

바나나는 체에 내린다.

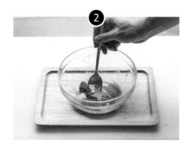

❶에 와사비, 올리브 오일 3큰술, 꿀, 후추, 소금 1작은술을 넣어 연어 스테이크에 곁들일 와사비 바나나 소스를 만든다.

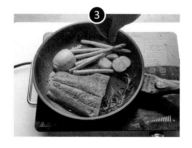

연어, 아스파라거스, 샬롯은 올리브 오일을 바르고 레몬, 로즈마리, 소금, 후추로 밑간하여 익힌 후 양념을 곁들인다.

 조리 포인트

와사비 바나나 소스는 얼려 놓았다가 조금씩 꺼내서 사용해도 좋다.

레몬 소스 토마토 가지 꽃게 볶음

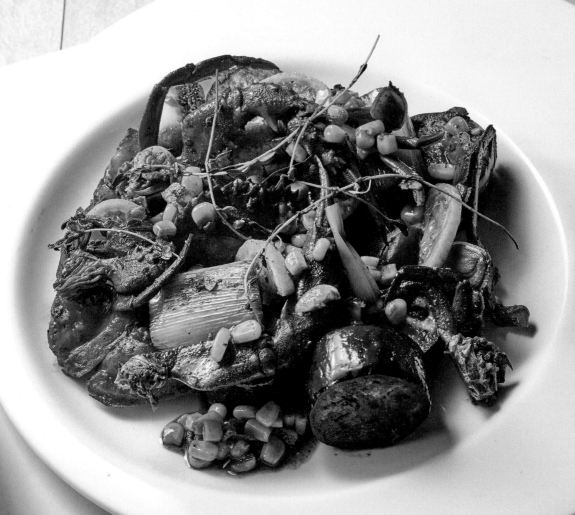

레몬
비타민

꽃게
면역력

가지
항산화

토마토
항산화

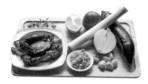

+

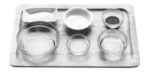

주재료

꽃게 · 2마리

토마토 · 1개

레몬 · 1/2개

가지 · 1개

양파 · 1/2개

대파 · 1/2개

생강 · 1/2개

마늘 · 5알

옥수수콘 · 100g

타임 · 약간

양념

올리브 오일 · 6큰술

레몬 주스 · 6큰술

올리고당 · 2큰술

자일로스 설탕 · 2큰술

소금 · 1큰술

후추 · 1큰술

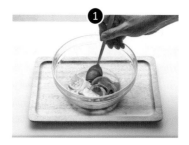

레몬 주스, 슬라이스한 레몬, 올리고당, 자일로스 설탕, 소금 1작은술, 후추 1작은술, 올리브 오일 2큰술을 잘 섞는다.

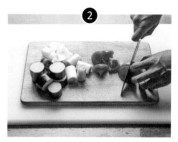

꽃게는 4등분하고, 가지는 2cm, 양파는 3×3cm, 대파는 3cm, 생강은 편 썰고, 마늘은 으깨고, 토마토는 큼직하게 썬다.

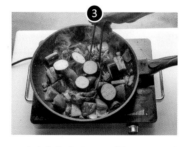

프라이팬에 올리브 오일을 두르고 대파, 생강, 마늘을 넣어 볶다가 꽃게, 토마토, 가지 순으로 넣고 볶는다.

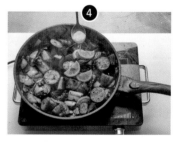

이때 ❶의 소스를 조금씩 넣으며 볶고 옥수수콘을 곁들인다.

 조리 포인트

소스를 한 번에 모두 넣으면 국물이 생기므로 조금씩 나눠서 넣는다.

시금치, 참치 프라타타

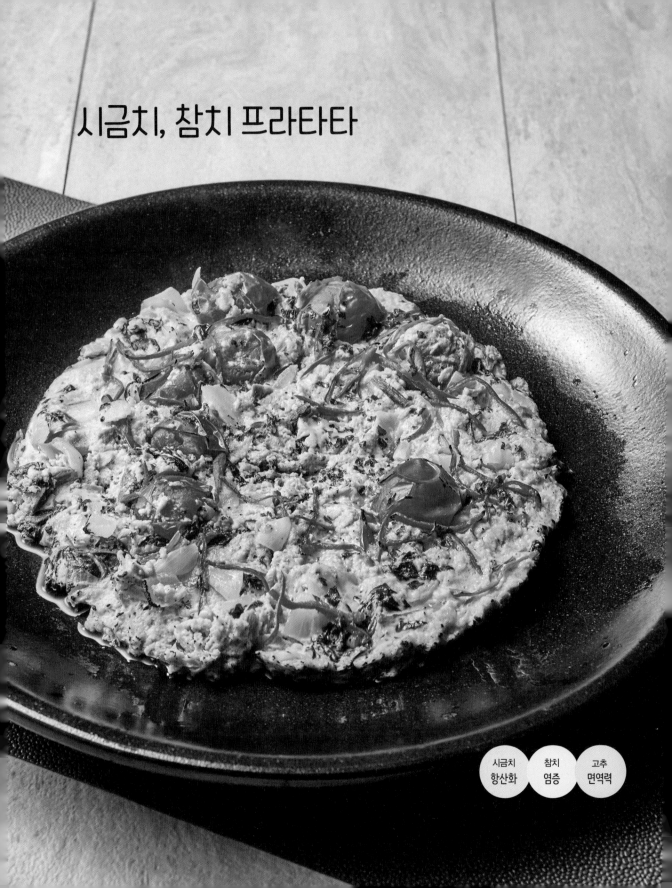

시금치
항산화

참치
염증

고추
면역력

2인분, 조리시간 30분

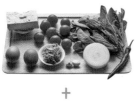

+

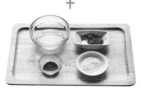

주재료

달걀 · 2개

시금치 · 70g

두부 · 1/2모

참치 · 70g

양파 · 1/2개

마늘 · 3알

방울토마토 · 8알

홍고추 · 1개

양념

소금 · 1큰술

올리브 오일 · 3큰술

후추 · 1작은술

파슬리 가루 · 1큰술

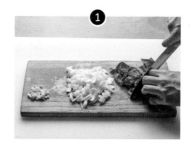

두부는 으깨고, 양파와 시금치, 마늘은 큼직하게 다진다.

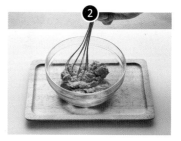

달걀은 소금, 후추를 넣어 풀고 으깬 두부와 섞는다.

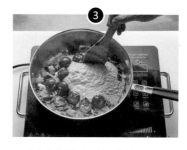

프라이팬에 양파, 마늘을 볶다가 시금치, 참치, 토마토를 넣고 볶은 후 ❷를 부어 약불에서 익힌다.

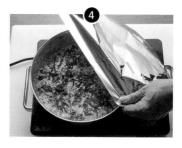

❹에 파슬리, 얇게 채 썬 홍고추를 올리고 호일을 씌워 은은하게 굽는다.

 조리 포인트

프리타타는 찜이 아닌 구이로 프라이팬에서 익힐 때 타지 않도록 주의한다.

단호박 연두부 무스와 달걀 샐러드

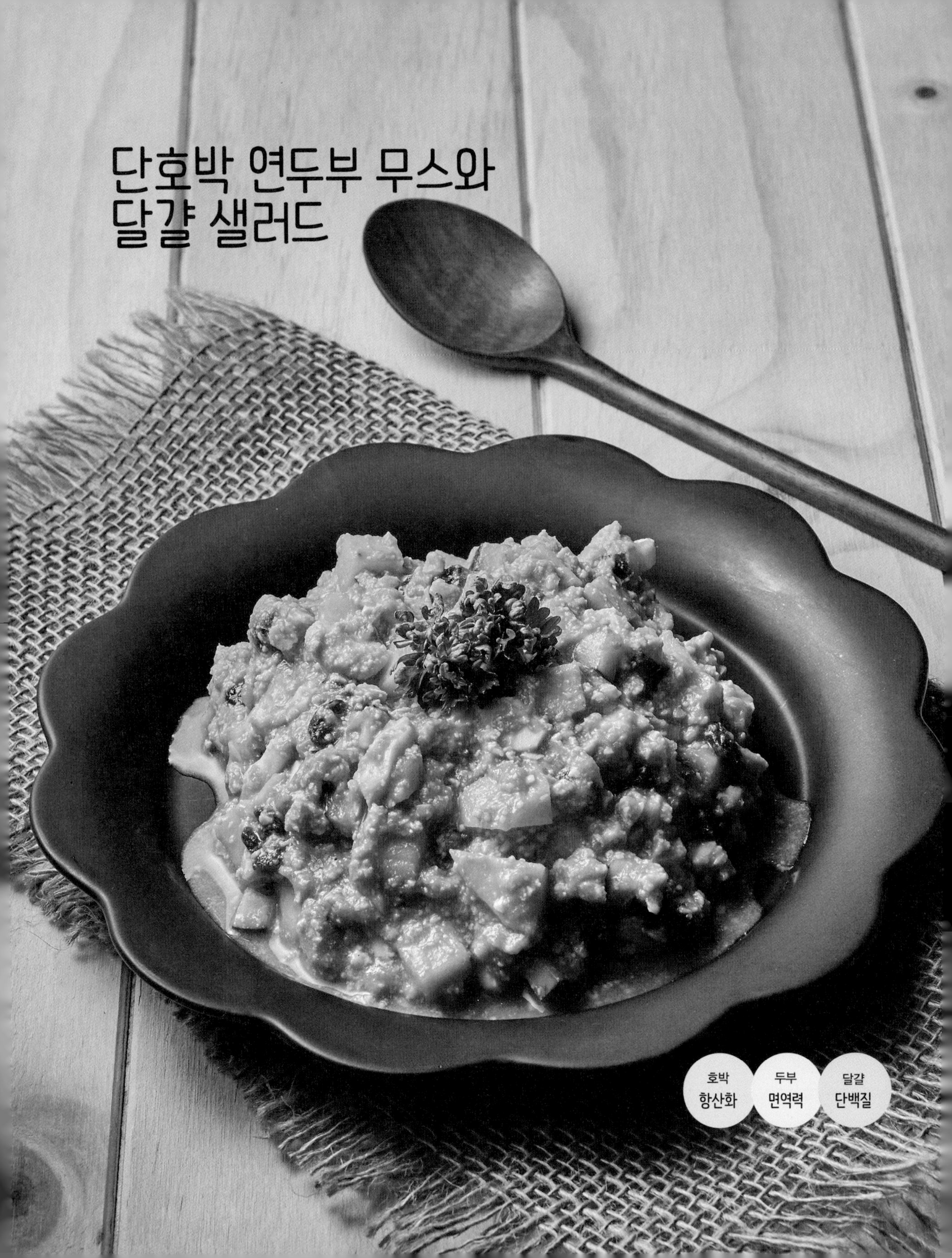

호박
항산화

두부
면역력

달걀
단백질

2인분, 조리시간 30분

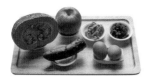

+

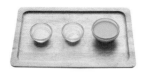

주재료

단호박 · 1/2개

연두부 · 1/2모

달걀 · 2개

사과 · 1개

오이 · 1/2개

호두 · 20g

건포도 · 40g

양념

검은콩두유 · 1/2컵

자일로스 설탕 · 30g

소금 · 5g

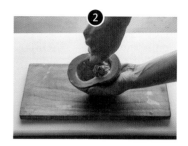

① 달걀은 삶아서 껍질을 벗기고 으깬다.

② 단호박은 껍질과 씨를 제거하고 삶아 으깬다.

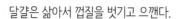

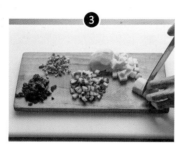

③ 사과, 오이, 호두, 건포도는 굵게 다진다.

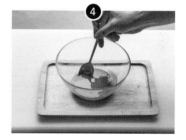

④ 연두부도 으깨어 준비하고 분량의 양념 재료를 섞어 양념을 만든다.

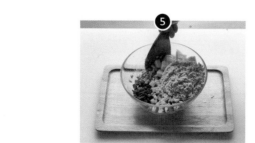

❶, ❷, ❸, ❹를 섞어 무스를 만든다.

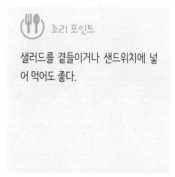

🍴 조리 포인트

샐러드를 곁들이거나 샌드위치에 넣어 먹어도 좋다.

방풍 된장찌개

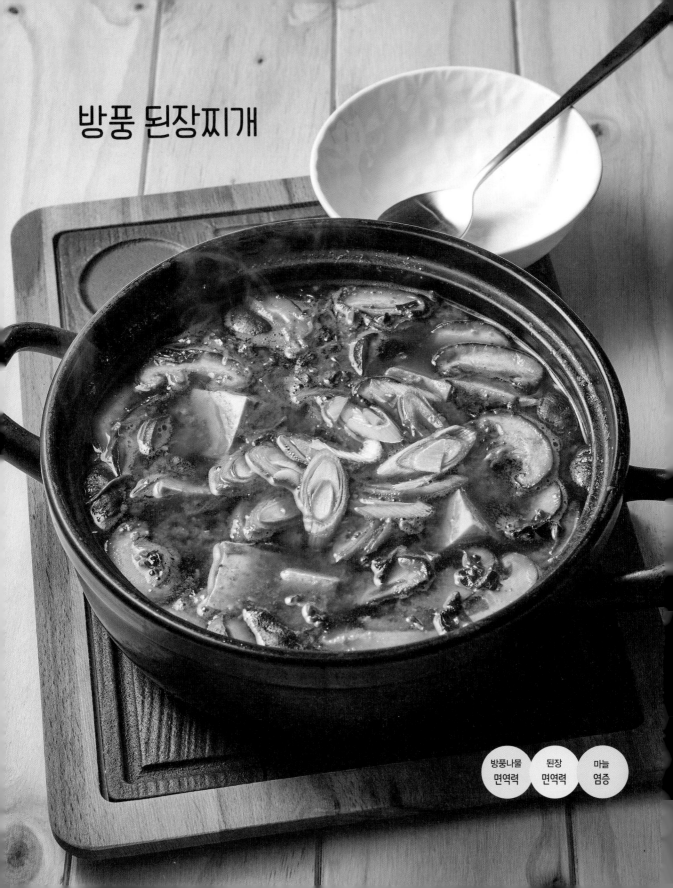

방풍나물
면역력 · 된장
면역력 · 마늘
염증

2인분, 조리시간 30분

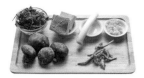

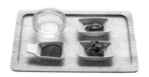

주재료

방풍나물 · 100g

두부 · 1/2모

표고버섯 · 4개

대파 · 1/2개

멸치 · 10g

다진 마늘 · 2큰술

양념

고추장 · 50g

고춧가루 · 7g

된장 · 150g

물 · 5컵

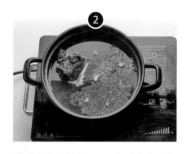

멸치는 머리와 내장을 제거하고 마른
냄비에 가볍게 볶는다.

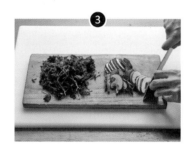

뚝배기에 물을 붓고 ❶의 멸치와 된장,
고추장을 넣어 한소끔 끓인다.

두부, 대파를 제외한 모든 재료를 먹기
좋은 크기로 썬다.

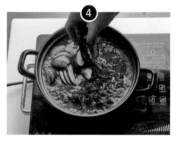

❷에 두부와 대파를 제외한 재료를 모
두 넣고 중불에서 끓인다.

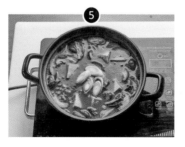

두부와 대파를 넣어 한 번 더 끓인다.

 조리 포인트

생방풍나물이 없다면 건나물을 미지
근한 설탕물에 불려서 사용하면 된다.

195

굴밥

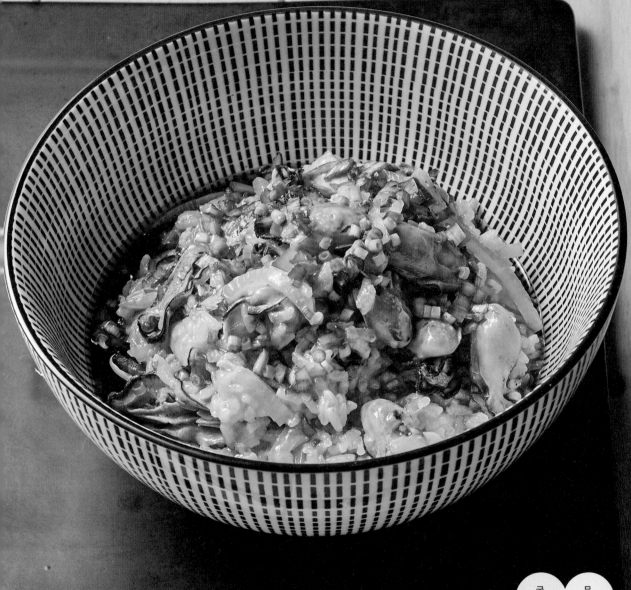

굴
항산화

무
면역력

2인분, 조리시간 40분

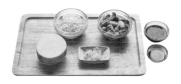

주재료

굴 · 250g

무 · 160g

불린 쌀 · 250g

양념

다진 파 · 10g

간장 · 20g

참기름 · 10g

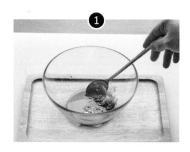

① 분량의 간장, 참기름, 다진 파를 섞고 양념장을 만든다.

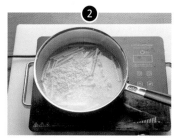

② 굴은 깨끗이 씻고, 무는 0.5cm 두께로 채 썰어 뚝배기에 무를 깔고 불린 쌀을 담은 후 물을 붓는다.

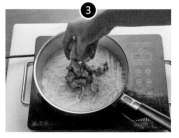

③ 강불에서 10분, 중불에서 10분을 끓이다 밥 위에 굴을 얹고 약불에서 10분간 끓인 후 10분간 뜸을 들인다.

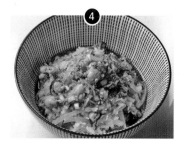

④ ①의 양념장을 곁들여 담아낸다.

 조리 포인트

· 굴을 씻을 때는 소금물로 씻어야 굴 고유의 맛과 향을 보존할 수 있다.

· 굴밥의 밥물은 일반 밥물의 절반 정도만 부어야 밥이 질어지지 않는다.

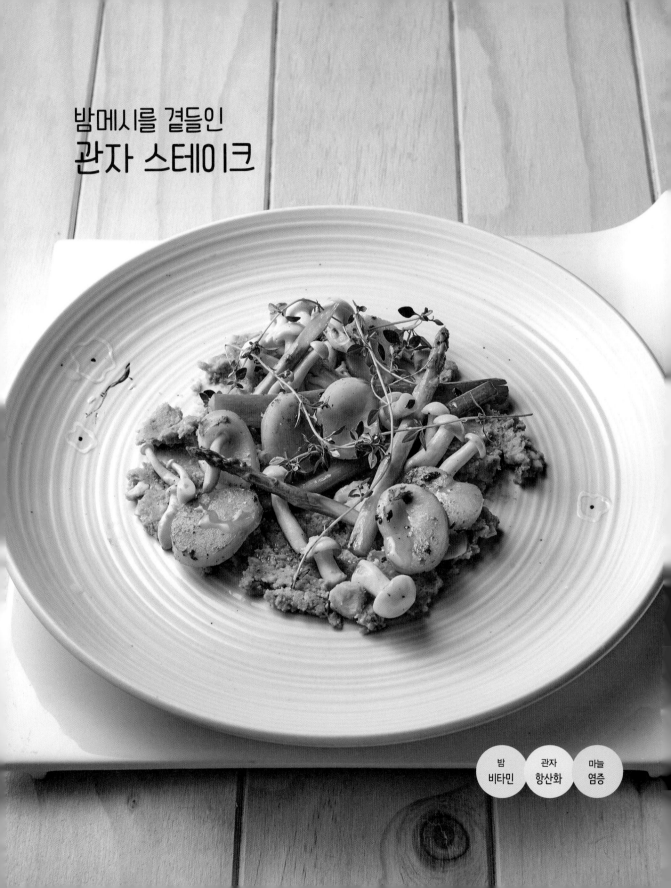

밤메시를 곁들인
관자 스테이크

밤
비타민

관자
항산화

마늘
염증

2인분, 조리시간 15분

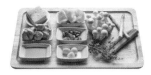

+

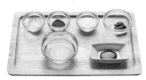

주재료

밤 · 150g

두부 · 1/4모

관자 · 100g

대파 잎 · 15g

아스파라거스 · 2개

두유 · 50g

만가닥 버섯 · 60g

피스타치오 · 15g

마늘 · 3알

타임 · 약간

양념

와사비 · 2g

올리브 오일 · 1/2큰술

발사믹 글레이징 · 1/2작은술

자일로스 설탕 · 2g

소금 · 1작은술

후추 · 약간

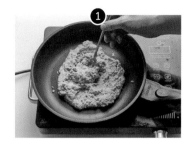

밤, 물기를 제거한 두부, 두유, 피스타치오, 마늘, 소금 1작은술, 후추, 와사비를 믹서로 갈아 팬에 붓고 볶는다.

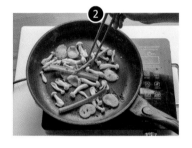

팬에 오일을 두르고 타임을 넣어 만가닥 버섯, 관자, 대파, 아스파라거스를 강불에서 굽는다.

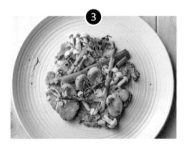

그릇에 ❶을 담고 ❷를 올려 담은 후 발사믹 글레이징을 뿌린다.

 조리 포인트

질감이 조금 딱딱하다면 두유를 붓고 조금 더 볶아 부드럽게 먹을 수 있다 .

고구마죽

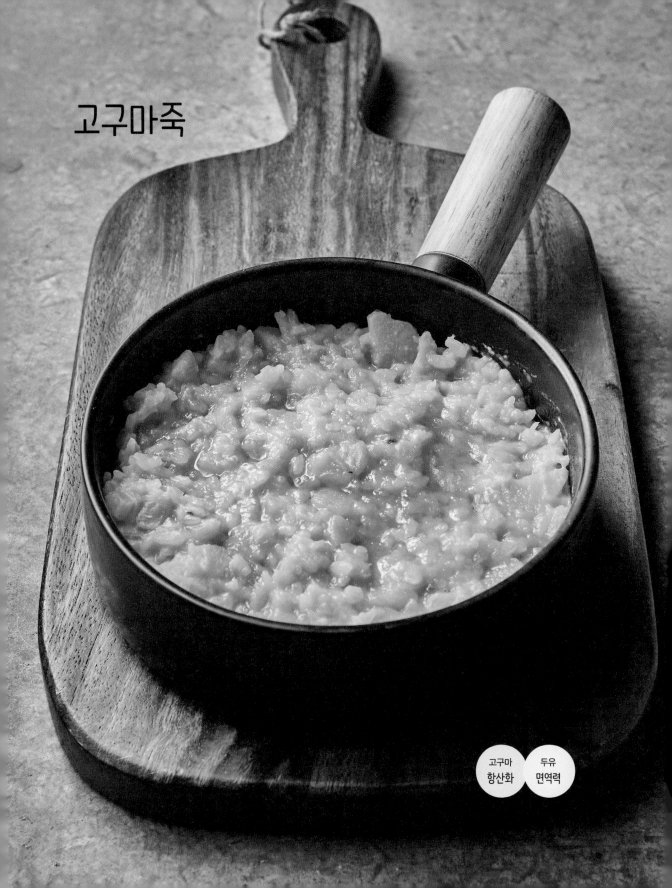

고구마
항산화

두유
면역력

2인분, 조리시간 35분

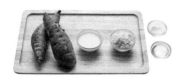

주재료

고구마 · 500g

두유 · 1과 1/4컵

찹쌀 · 100g

양념

꿀 · 2큰술

소금 · 2작은술

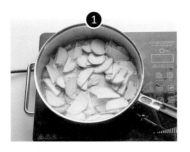

고구마는 껍질을 제거하고 잘게 썰어 냄비에 담고 고구마가 잠길 정도로 물을 부어 삶는다.

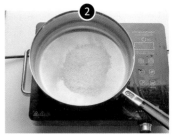

찹쌀은 끓는 물에 데쳐 1/2 정도 익힌다.

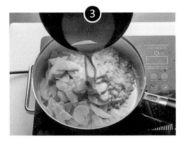

냄비에 ❶과 ❷를 담고 두유를 부어 끓이다가 찹쌀이 모두 익어 죽 농도가 되면 소금으로 간을 맞춘다.

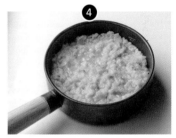

그릇에 죽을 담고 꿀을 뿌려 완성한다.

 조리 포인트

이유식이나 식사 대용으로 좋다.

김치 꽁치 굴 찜

김치 면역력 · 꽁치 염증 · 굴 항산화

2인분, 조리시간 30분

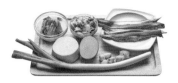

+

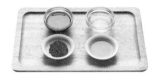

주재료

신김치 · 2장

꽁치 · 2마리

굴 · 30g

생강 · 1톨

마늘 · 4알

대파 · 1개

무 · 150g

감자 · 1/2개

김치 국물 · 70g

양념

고춧가루 · 3큰술

참기름 · 1과 1/2큰술

식초 · 20g

간장 · 30g

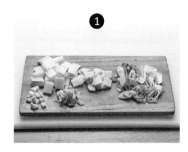

무와 감자는 두께 0.4cm로 썰고 대파는 어슷 썰고, 마늘은 으깬다.

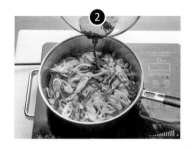

냄비에 무, 마늘, 감자, 꽁치, 굴, 김치, 대파 순으로 올리고 참기름을 제외한 분량의 양념 재료를 넣은 후 뚜껑을 덮고 약불에서 조린다.

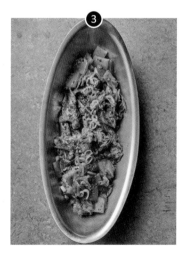

마지막으로 ❷에 참기름을 넣고 강불에 한 번 더 조린다.

누룽지 영양바

견과류
항산화

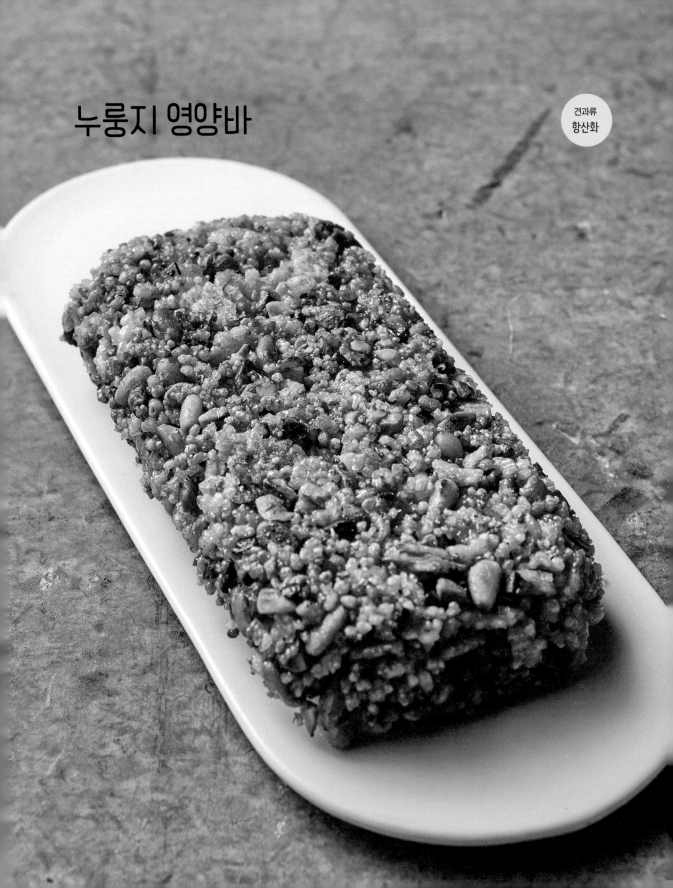

2인분, 조리시간 10분(냉장 20분)

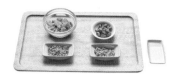

주재료

누룽지 · 90g

땅콩 · 20g

잣 · 20g

피스타치오 · 10g

양념

올리고당 · 3큰술

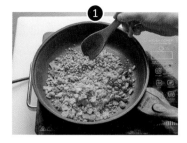

① 팬에 모든 재료를 볶는다.

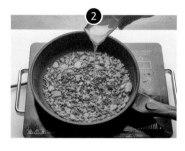

② ❶에 올리고당을 넣고 강불에서 볶다가 틀에 붓고 냉장고에서 굳힌다.

 조리 포인트

대량으로 만들어 냉동 보관했다가 꺼내 먹어도 좋다.

고갈비

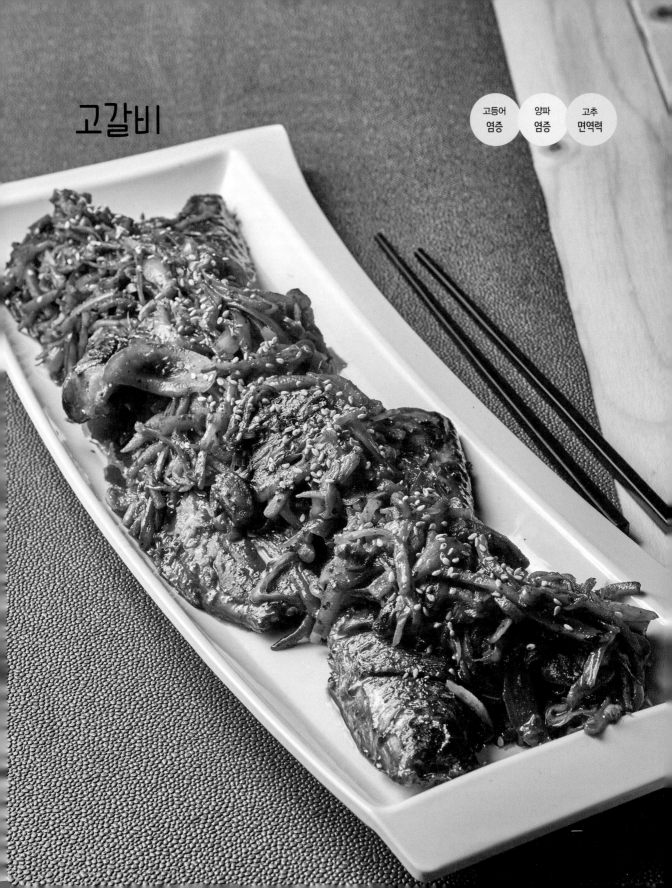

2인분, 조리시간 30분

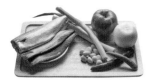

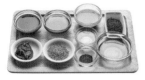

주재료

고등어 · 1마리

양파 · 1/2개

사과 · 1/2개

청양고추 · 1/2개

홍고추 · 1/2개

대파 · 1/2개

마늘 · 5알

양념

고추장 · 50g

고춧가루 · 5g

두유 · 50ml

간장 · 15g

올리고당 · 15g

깨 · 5g

매실청 · 15g

올리브 오일 · 15g

후추 · 1/2큰술

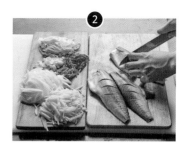

깨와 올리브 오일을 빼고 분량의 모든 양념을 섞는다.

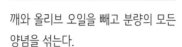

양파, 고추, 대파, 사과는 채 썰고, 마늘은 으깨고, 고등어는 칼집을 낸다.

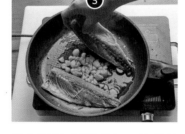

팬에 올리브 오일을 두르고 마늘을 볶다가 고등어 껍질 쪽부터 익힌다.

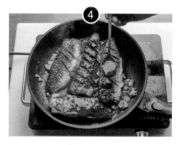

❸에 ❶의 양념을 조금씩 부어가며 앞뒤로 조린다.

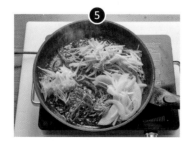

❹의 고등어에 양념이 어느 정도 배면 팬의 한쪽에서 ❷의 채소를 볶아 고갈비 위에 올리고 깨를 뿌려 완성한다.

 조리 포인트

생선은 껍질부터 익혀야 껍질이 분리되지 않는다.

207

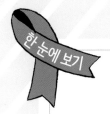

◀ 유방암과 식습관 ▶

유방암 예방과 관리를 위한 영양소

비타민 C ▶ 세포벽을 튼튼하게 하고 항산화 작용을 하여 세포를 보호한다.

면역력 ▶ 우리 몸에서 이물질이라 인식하기 어려운 암세포를 제거하기 위한 힘이 필요하다.

염증 관리 ▶ 암 치료에서 가장 어렵고 중요한 전이를 막기 위해 염증 관리가 중요하다.

건강한 식사 원칙

① 비만은 유방암에 영향을 미치므로 정상 체중을 유지할 수 있도록 하자.

② 다양한 영양소를 골고루 섭취하자.

③ 당분을 과다 섭취하지 말자.

④ 동물성 지방을 과다 섭취하지 말고 적절한 단백질을 섭취하자.

⑤ 과일과 채소를 적절히 섭취하자.

⑥ 음주는 최대한 자제하는 것이 좋다.

유방암 예방과 관리를 돕는 식재료

면역력 증가	마늘, 표고, 해조류, 콩 요구르트, 청국장, 인삼, 된장, 김치, 잡곡밥, 미역, 다시마, 현미, 당근, 블루베리, 엽채류, 고추, 배, 버섯, 바나나, 굴, 게
항산화	케일, 시금치, 당근, 고구마, 호박, 가지, 블루베리, 적양배추, 딸기루, 토마토, 견과류, 어패류
염증	양배추, 들깨, 들기름, 호두, 등푸른 생선, 양파, 파인애플, 강황, 생강, 마늘
엽산	시금치, 브로콜리, 콩, 아스파라거스, 감자
비타민 C	오렌지, 귤, 감, 대추, 풋마늘, 갓, 비름, 김, 마늘, 양배추, 밤, 부추, 연근, 냉이, 완두콩, 유채, 통배추, 유자, 레몬, 고추, 파프리카, 브로콜리

유방암 치료를 돕는 대표적인 식재료

노니 ▶ 항염 작용에 도움을 주는 제로닌을 함유하고 있다. 염증은 암의 전이가 쉬워지게 하므로, 전이를 막기 위해서 항염 작용이 중요하다.

차가버섯 ▶ 베타글루칸이 풍부하여 면역력을 높이고 염증을 억제한다. 항산화 효과가 뛰어나고 피로 회복에도 도움이 된다고 알려져 있다.

강황 ▶ 강력한 항산화제 역할을 하는 커큐민이라는 성분이 들어 있어 카레 외에도 다양하게 활용하면 좋다.

블루베리 ▶ 암세포 증식과 전이를 억제하는 데 효과적인 안토시아닌이 풍부한데, 안토시아닌은 블루베리 외에도 보라색 음식에 주로 함유되어 있다.

유방암 예방을 위한 조리법

① 기름은 올리브 오일을 사용한다.

② 채소는 너무 오래 삶지 말고 찌거나 생채소로 먹는다.

③ 고기는 숯불에 직접 굽지 말고 삶거나 끓여 먹는다.

④ 양념은 설탕 대신 마늘과 생강 등 간단하게 사용한다.

⑤ 디저트는 빵보다 과일로, 과일은 가공식품보다 생과일로 먹는다.

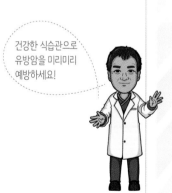

건강한 식습관으로 유방암을 미리미리 예방하세요!

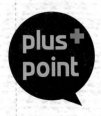

유방암 치료 후
체중 조절은 어떻게 하나요

한국인들 중에는 운동량이 부족하고 체지방의 비율이 높은 경우가 상당히 많습니다. 그런데 비만은 다양한 질병 및 암에 대한 위험을 높이는 주된 요소이므로, 암 예방을 위해서는 물론 치료 후에도 가능한 적정 체중을 유지하기 위한 노력이 필요합니다.

Q 01 체중을 어느 정도로 관리해야 하나요?

실제로 일부 연구에서는 체중과 암 위험의 상관관계를 입증하기도 했습니다. 암 위험도를 낮추기 위해서 과체중이거나 비만이라면 반드시 체중 감량을 해야 합니다. 보통 체지방 질량계수가 25이상이라면 만성병과도 연관되고 유방암의 원인인 여성 호르몬의 대사와도 관련되므로 관리가 필요하다고 보고 있습니다.

Q 02 유방암 완치 후 몇 년까지 체중 조절을 신경 써야 하나요?

평생 체중 조절을 신경 써야 합니다. 유방암 수술 후 5년간은 급성재발기간이라고 하여 6개월에서 12개월 단위로 정기 검진을 시행합니다. 그 이후에는 20년이 지났더라도 재발이 될 수 있고 반대쪽 유방에 암이 생길 가능성도 높기 때문에 체중 조절은 평생 숙제라고 할 수 있습니다. 체중 조절은 몸에 밴 습관과도 관련이 있기 때문에, 쉽게 습관을 바꾸기는 어려울지도 모릅니다. 하지만 꾸준히 건강을 쌓아간다는 생각으로 관리하면 몸에도 긍정적인 변화가 일어날 것입니다.

Q03 굶어서 다이어트를 해도 되나요?

굶는 다이어트는 기본적으로 지속성이 떨어집니다. 요요현상이 발생할 가능성이 높고, 운동과 병행되지 않으면 근육량도 떨어지므로 점차 기초 대사량이 낮아지게 됩니다. 결국 갈수록 체중이 빠지는 속도가 줄어들고 신체 장기의 기능 저하가 생길 가능성도 있기 때문에 운동과 병행하시는 것이 중요합니다. 또한 자신의 기초 대사량에 맞는 식단을 관리하여 열량 섭취와 에너지 소비의 균형을 맞추어야 합니다. 꾸준한 신체 활동은 유방암뿐 아니라 다른 종류의 암 위험 역시 감소시킬 수 있다고 알려져 있습니다. 처음에는 간단한 걷기, 계단 오르기에서부터 자전거, 달리기 등 보다 강도 높은 활동으로 건강관리를 해주시길 바랍니다.

Q04 식단은 어떻게 관리하는 것이 좋을까요?

유방암 예방과 치료를 위한 식단으로는 조금씩 자주 먹는 채식 위주의 습관을 권유하고 있습니다. 한식 위주의 간소한 식단이 좋으며, 고열량 식품의 섭취를 줄이고 채소와 과일을 충분히 섭취해야 합니다. 식이섬유 섭취에 집중하고 정제 곡류 대신 통곡물을 먹는 등 사소한 부분을 변경하는 것으로도 좋은 영향을 미칠 수 있습니다. 또한 평소 규칙적인 생활 습관을 가지고 일주일에 3번 이상은 30분 넘게 유산소 운동을 해주시기 바랍니다.

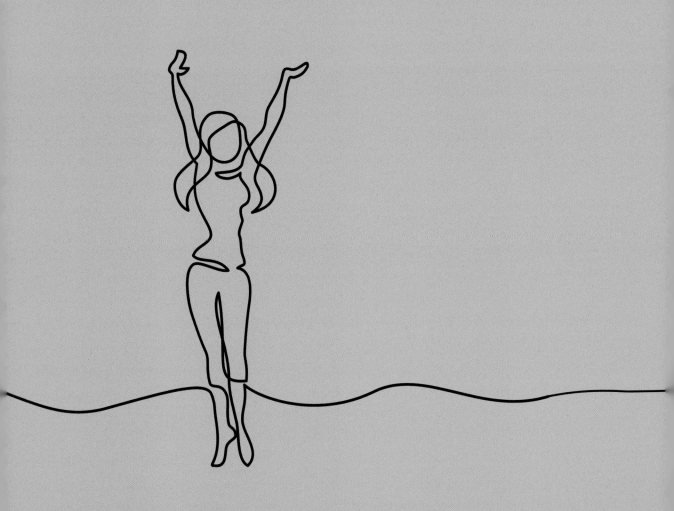

유방암의
오해와 진실

우리는 유방암에 대하여 바르게 알고 있을까요?
좋은문화병원을 찾아주신 수많은 환자 분들이
궁금해하거나 자주 질문하셨던 내용을 통해
유방암에 대한 오해와 진실을 알아보겠습니다.

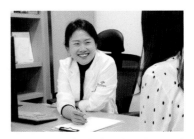

좋은문화병원 유방암센터 진료 사진

모유 수유를 하면 유방암에 안 걸린다?

오해다. 안 걸리는 것은 아니지만 다소 유방암에 대한 예방 효과가 있다. 유방의 발육은 영유아기, 사춘기, 수유기, 퇴화기의 4단계로 나뉘는데 수유기 때는 유관과 유엽이 모두 발육해 완숙해지는 단계다. 이 단계를 지나고 나면 외부의 유해 환경에 덜 민감해지기 때문에 유방암에 덜 걸리는 것이다.

가족 중에 유방암 환자가 없으면 유방암으로부터 안전하다?

오해다. 유전성 유방암은 전체 유방암의 10% 정도로, 대부분은 유전성과 관련이 없기 때문에 유방암으로부터 완전히 안전하다고 볼 수는 없다.

유방은 증상이 없으면 아무 문제가 없다?

오해다. 유방암은 대부분 큰 증상이 없다. 만져지는 종물로 유방암을 발견하는 경우가 약 30%이고 유방 통증으로 진단되는 경우는 10% 내외이다. 정기 검진을 통해 우연히 발견되는 경우가 가장 빈번하다.

유방암은 남자도 걸릴 수 있다?

그렇다. 남자도 발육이 안 되었을 뿐 유방이 있고, 여성 호르몬도 존재하므로 유방암의 위험성이 있다.

유방암에 걸리면 대부분 유방절제술을 해야 한다?

그렇다. 유방절제술은 유방전절제술과 유방부분절제술을 합친 표현으로, 결국 수술적 치료를 해야 한다는 뜻이다. 아직은 항암제 등 수술 외적인 치료 방법으로 유방암을 치료할 수 없기 때문에, 암의 원 발병소를 절제하는 것이 필요하다.

가슴이 클수록 유방암에 걸리기 쉽다?

오해다. 유방의 크기는 무관하다. 유방은 지방조직, 유방실질조직, 그리고 유관조직으로 구성되어 있는데 가슴이 크다는 것은 지방이 많은 것일 수도 있고 실질조직이나 유관조직이 많은 것일 수도 있다. 유방암은 주로 유관조직에 생기므로 단순히 가슴이 크다고 유방암에 쉽게 걸리는 건 아니다.

유방암 예방을 위해서 콩을 먹으면 좋다?

오해다. 콩은 식물성 여성호르몬을 함유하고 있다. 식물성 여성호르몬은 합성 호르몬보다는 여성호르몬 수용체와 결혈 친화력이 높아서 비교적 온전한 신호를 전달하기 때문에 합성 여성호르몬의 유해한 작용을 일부

막을 수는 있다. 그래도 섭취량이 많아지게 되면 여성호르몬 수용체를 자극한다. 콩이 유방암 예방에 무조건 좋다기보다 유방암의 예방을 위해서 유기농 콩을 적당히 먹으면 좋다고 보면 된다.

뚱뚱하면 유방암에 잘 걸린다?
일부는 맞다. 연구 자료에 의하면 특히 청소년기의 비만이 위험하다고 한다. 발육 단계라서 주변 환경에 가장 민감하고, 이 시기는 평생에 영향을 미친다. 그래서 청소년기의 비만은 유방암의 위험 인자 중의 하나다.

환경오염이 유방암의 원인이다?
심증은 가는데 근거는 없다. 환경오염의 범위가 무척 폭이 넓기 때문에 우리에게 미세한 영향을 계속해서 미칠 수밖에 없다. 우리가 일상생활에서 접하는 미세먼지나 자동차 매연 등은 잦은 염증을 유발하여 암의 원인이 될 수 있고, 농약에 들어 있는 파라벤이라는 방부제도 여성호르몬 유사 물질이므로 우리 몸에 축적되어 유방암의 원인이 될 수 있다.

호르몬 치료를 하면 유방암 위험이 높다?
이는 논란의 소지가 있다. 호르몬 치료는 두 가지로, 에스트로겐 단독 요법과 프로게스테론 에스트로겐 복합 요법으로 나뉜다. 프로게스테론 에스트로겐 복합 요법의 경우 5년간 사용하게 되면 20% 정도 유방암의 위험성이 증가하기 때문에 사용 빈도가 낮아지고 있다. 에스트로겐 단독 요법의 경우 뚜렷한 연구 결과가 없어서 다소 논란의 소지가 있다. 치료 방법에 대해서는 개개인에 대한 정밀 진단이 필요하므로 전문의와의 상담으로 결정하는 것이 좋다.

가당, 탄산음료가 유방암 위험을 높인다?

아직 근거는 없다. 용량이나 기간의 문제일 수 있다. 한 번씩 가끔 즐기는 것은 어떤 음식도 큰 영향을 미치지 않는다. 하지만 과량으로 장기간 복용하면 비만이 유발되고 특히 청소년기에 탄산음료를 많이 먹으면 비만으로 유방암에 미치는 영향이 더 높아질 수 있다.

점이 많으면 유방암 위험이 높다?

오해다. 점의 종류에 따라서 다른데, 단순히 색소 침착에 의한 주근깨의 경우에는 유방암과 연관성이 밝혀진 바 없다. 다만 용종처럼 혹의 양상을 보이는 경우는 암 억제 유전자 중 P53의 변이가 원인이 되어 유방암과 관련될 수 있다.

유방암은 기다리면 낫는다?

오해다. 적극적인 치료만이 답이다. 연세가 너무 많거나 체력이 너무 약해서 치료 과정을 따라가기가 힘든 경우 치료 방법을 몇 가지 선택적으로 시행할 수는 있다. 하지만 아무것도 하지 않고 기다리는 건 치료가 될 수 없다.

유방 안에 암을 가둬야 한다?

암을 가둔다는 것은 아마 0기 유방암인 상피내암에 대한 표현인 듯하다. 이때는 유관 내에서 발생한 암이 아직 기저막을 뚫고 나오지 않았기 때문에 수술적인 치료만으로 거의 완치까지 가능하다. 혹은 액와부 전이가 없는 상태를 표현하는 1기 유방암의 상태를 말하는 것일 수도 있는데, 이렇게 초기 발견된 유방암은 완치율을 상당히 높일 수 있다. 다만 유방 안에 암을 가둔다는 표현은 적합하지 않다.

담배를 피우면 유방암 위험이 커진다?

관련이 있으리라 의심되지만 확실히 연구된 자료는 부족하다. 담배에 대한 실험은 변수가 너무 많아 결과물을 도출하기 어렵기 때문이다. 스트레스, 술, 밤늦은 활동, 식이습관 등 종합적인 환경이 유방암과 연관되어 있을 것으로 생각된다.

술을 많이 먹으면 유방암 위험이 커진다?

이에 대한 연구는 의학적으로 계속되고 있다. 다만 술도 다양한 종류가 있고 알콜 함량이 다르므로 한마디로 정리하는 것은 무리가 있다. 알콜은 우리 몸에 들어가면 알데하이드가 되고 아세테이트로 변해서 우리 몸에 에너지원으로 사용된다. 알데하이드가 아세테이트로 변할 때 필요한 효소가 부족하면 알데하이드가 증가하게 되는데, 이 알데하이드가 몸에 독성을 나타낸다. 얼굴이 붉어지고 위장관에 암을 유발하는 것도 바로 이 때문이다. 또한 아세테이트는 비만을 유발하는 요인이 된다. 결론적으로 술 종류나 개개인이 마시는 양에 따라, 개인별 분비되는 효소의 정도에 따라 위험도는 달라질 것이다. 다만 긍정적인 효과는 찾아보기 어렵기에 금주를 권장한다.

유방암 생존율이 낮다?

병기에 따라 다르다. 0기 유방암의 경우 5년 생존율은 95~90%, 1기 90~85%, 2기 80%~70%, 3기 60~50% 그리고 4기의 경우는 40% 이하로 보고된다. 생존율을 높이기 위해서는 그만큼 초기 발견이 중요하다.

유방암은 엑스레이만으로 조기 진단이 가능하다?

오해다. 유방암의 검진은 맘모그램이 표준이다. 미세석회와 종물을 발견하기 위해서다. 미세석회의 경우 0.5mm보다 작은 크기의 석회를 발견하면 20% 정도에서 암이 발견되는데 암의 대부분이 상피내암 즉 0기 유방암으로 나온다. 맘모그램이 조기 검진에 이용되어지는 좋은 예이다. 치밀유방의 경우는 다르다. 유방의 실질성분이 70%을 넘게 되면 맘모그램이 하얗게 나와서 주변 구조물과의 감별이 어렵다. 초음파의 도움을 받아야 하는 경우가 많다. 이런 경우 엑스레이만으로 조기 진단은 불가능하다.

유방암 전이는 뼈에 가장 잘 일어난다?

그렇다. 물론 차이는 있을 수 있지만 대개 뼈, 폐, 간, 뇌의 순으로 기억하면 된다. 뼈는 비교적 혈류의 공급이 많다. 암세포가 숨어서

덩치를 키우기 좋은 공간이다. 유방암세포는 뼈를 녹인다. 유방암세포가 뼈에서 오랫동안 자라면 뼈가 부러질 수도 있다. 전이가 되기 전에 치료에 만전을 기하는 것이 최선이다. 물론 최근 약제의 개발이 활발하게 이루어져서 치료율이 증가하고 있다.

나이가 어리면 유방암이 안 걸린다?

오해다. '어리다'는 기준은 모호하지만 유전성 유방암의 경우 젊은 나이에도 발병할 수 있다. 유방암의 원인 중 여성호르몬 수용체 과증식형은 비교적 40대 후반에 많이 발생하지만, 삼중음성 유방암 기저 1형의 경우 더 어린 나이에도 발병할 수 있다. 특히 가족력이 있는 경우는 전문의의 상담이 필요하다.

나이가 들수록 유방암 위험이 높아진다?

대부분은 그렇다. 여성호르몬에 오래 노출될수록 유방암의 위험성이 증가하여 70대에는 7명 중 1명이라는 이야기가 있을 정도다. 하지만 유방암의 원인이 다양해지면서 나이 이외의 인자가 많아지고 있다.

불을 켜놓고 자면 유방암 발생률이 높아진다?

모호하다. 일단 불의 종류는 다양하다. 전자파의 노출량이 높을수록 유전자의 이상을 초래할 수는 있지만, 문제가 되는 노출량에 대한 근거가 명확하지 않다. 또한 불을 켜고 자면 멜라토닌의 분비가 감소한다고 한다. 멜라토닌은 잠을 잘 때 분비되는 생체리듬 조절 물질인데 유방암의 예방 효과가 있다고 알려져 있다. 다만 일부러 불을 켜놓고 자는 경우를 제외하고 한 번씩 깜박하고 잠든 경우 유방암 발생률과 연관 짓기는 어렵다.

가슴에 딱딱한 멍울(혹)이 만져지면 암이다?

오해다. 그중 30% 정도가 유방암과 관련된다. 모양과 성상이 중요하다. 땅콩처럼 타원형에 잘 싸여져 있고 만지면 잘 움직이는 경우는 암일 경우가 드물다. 호두처럼 둥근 모양에 울퉁불퉁한 표면을 보이면서 주위 조직에 유착되어서 잘 움직이지 않는 경우 암일 가능성이 높다. 혹이라고 다 위험한 것은 아니지만 일단 병원에서 정확한 검진을 받아보는 것이 좋다.

가슴 확대 수술을 하면 유방암에 걸릴 확률이 높다?

오해다. 가슴 확대 수술은 종류가 두 가지다. 자가조직을 이용한 확대술과 보형물을 이용한 확대술이다. 일단 자가조직을 이용한 경우 위치만 달라졌을 뿐이기에 큰 상관이 없다. 그리고 보형물을 이용한 경우도 FDA의 공인을 받아 현재는 위험인자로 언급되지 않는다. 오랜 기간 논란이 있었지만 최근에는 가슴 확대 수술이 유방암과 상관없는 것으로 결론 지어졌고, 실제로 유방암 수술 시 즉시재건술의 방법으로도 많이 이용되고 있다.

통증 없는 멍울은 유방암 초기증상이 아니다?

오해다. 멍울의 대부분은 통증이 없다. 통증이 생기는 것은 멍울이 커지고 중앙에 혈류 공급이 이루어지지 않아 염증이나 괴사가 일어나기 때문이다. 혹은 멍울이 주위에 지나가는 구조물을 누르거나 막는 경우에도 통증이 생기게 된다. 하지만 통증이 없어도 불규칙하거나 주위 조직에 유착된 종물은 위험하다.

가슴의 멍울보다 유두의 분비물이 더 심각하다?

오해다. 둘 다 중요하다. 일단 유두의 분비물에는 종류가 많다. 다만 한쪽 유방의 유두에서 유두개구부로 저절로 흐르는 핏빛이 보인다면 병원에 가서 전문의를 만나야 한다. 그 외 분비물이라고 중요하지 않은 것은 아니다. 가슴의 멍울은 모양과 성상이 중요하다. 호두처럼 둥근 모양에 울퉁불퉁한 표면을 보이면서 주위 조직에 유착되어서 잘 움직이지 않는 경우에도 전문의의 진단을 받아봐야 한다. 두 증상이 어느 쪽이 더 중요하다고 볼 수는 없다.

폐경해도 유방암에 걸린다?

그렇다. 대개 나이를 먹을수록 유방암의 위험성은 증가하게 된다. 폐경 후에는 몸속의 남성호르몬이 아로마 전환 효소에 의해 여성호르몬으로 전환된다. 이런 전환이 많이 되는 경우 갱년기 증상은 좀 덜하지만 유방암의 위험성은 증가할 수 있다.

우유는 유방암의 원인이 될 가능성이 낮다?

우유에 대해서는 한때 세간을 흔들 정도의 갑론을박이 있었다. 우유의 부정적인 부분의 핵심은 젖소의 상태에 있다. 젖소가 항상 임신을 유지한 채로 젖을 공급해야 하는 환경이 문제다. 젖소는 항상 고농도의 여성호르몬 수치를 유지하고 있는데다가 엄청난 스트레스 상태에서 우유를 공급하기 때문에 그 우유 역시 여성호르몬이 높은 상태라는 것이다. 한편 반대 입장에서는 우유도 종류가 다양하기 때문에 그렇게 일관적으로 판단할 수는 없다고 주장한다. 자연 방목으로 길러 정성껏 짜낸 우유는 실제로 사람들에게 많은 영양분을 공급하고 있다. 결론적으로 우유와 유방암은 의학적으로 상관이 없다. 소비자의 입장에서 제대로 된 우유를 선별해 마실 수만 있다면 건강을 지켜주는 좋은 음식이라고 본다.

브래지어를 입으면 유방암에 걸린다?

오해다. 한 방송 프로그램 이후 이에 대해 관심이 주목된 적이 있다. 브래지어의 압박력이 림프 순환을 막아서 전반적으로 몸에 안 좋은 영향을 준다는 내용이었다. 실제로 너무 꽉 끼는 브래지어는 유방 자체의 순환을 방해하기도 한다. 특히 수면 시 브래지어를 착용하면 뒤척이면서 압력을 주는 경우가 있다. 조금 여유 있는 사이즈의 브래지어를 적절하게 착용하고 수면 시 풀고 잔다면 상관없다고 본다.

땀 억제제를 쓰면 유방암 위험이 높다?

다 똑같은 제품이 아니기 때문에 답변하기 어렵다. 하지만 기본적으로 모공을 수축시켜서 땀 분비를 억제하는 제품인 경우, 땀 붐비 장애로 인한 합병증이 생길 수 있지만 유방암과의 위험성은 아직 밝혀진 바 없다.

유방암은 유방에만 생긴다?

오해다. 전이될 수 있으므로 우리 몸 어디로든 번질 수 있다.

유방암은 재발하지 않는다?

오해다. 암은 아직 완치되는 병이 아니다. 생존율의 반대말이 재발률이다. 즉 0기 유방암이라 해도 약 5~10% 정도, 1기 유방암도 10~15% 정도는 재발 가능성이 있다.

유방암이 발명하면 통증이 크다?

오해다. 대부분의 유방암은 증상이 크게 나타나지 않는다. 유방에서 만져지는 종물로 발견하는 경우가 30% 정도, 통증으로 진단되는 경우가 10% 내외이다. 통증 등의 증상으로 발견되는 경우보다 검진을 통해 우연히 발견되는 경우가 가장 많다.

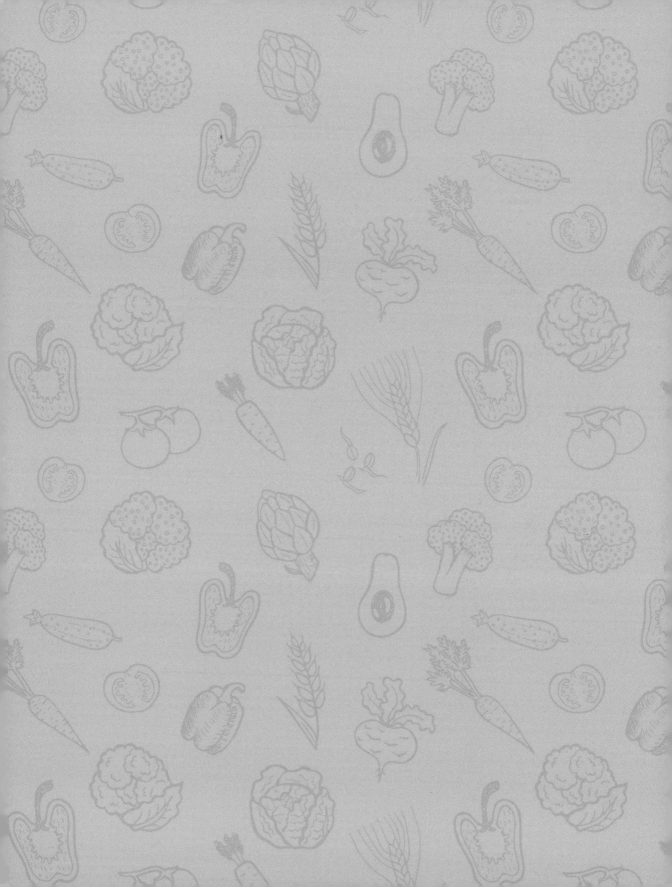

유방암, 제대로 알고 제대로 먹자

가슴을 지키는
식단의 정석

펴낸날   초판 1쇄 2018년 12월 20일
           4쇄 2024년 11월 25일

지은이   좋은문화병원 유방암센터&영양팀, 한식연구가 차민욱

펴낸이   강진수
편집팀   김은숙, 설윤경

구 성   박은지
사 진   헬로스튜디오 조은선 실장(www.sthello.com)
일러스트   이양흠
요리 어시스트   정정우, 변영준

인 쇄   (주)사피엔스컬쳐

펴낸곳   (주)북스고 | 출판등록   제2024-000055호 2024년 7월 17일
주 소   서울시 서대문구 서소문로 27, 2층 214호
전 화   (02) 6403-0042 | 팩 스   (02) 6499-1053

© 좋은문화병원·차민욱, 2018

ISBN   979-11-89612-08-5   13510

책 출간을 원하시는 분은 이메일 booksgo@naver.com로 간단한 개요와 취지, 연락처 등을 보내주세요.
Booksgo 는 건강하고 행복한 삶을 위한 가치 있는 콘텐츠를 만듭니다.